U0052113

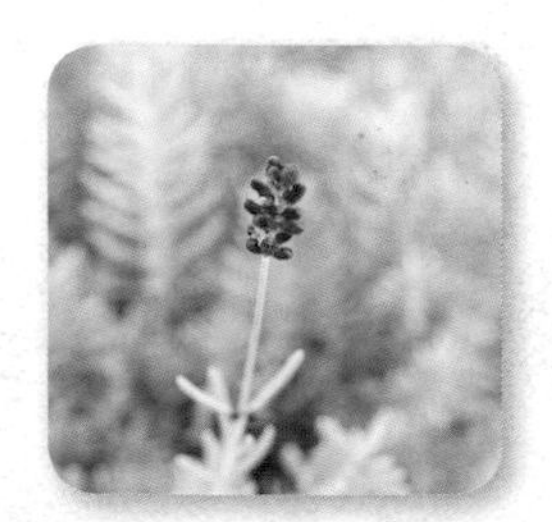
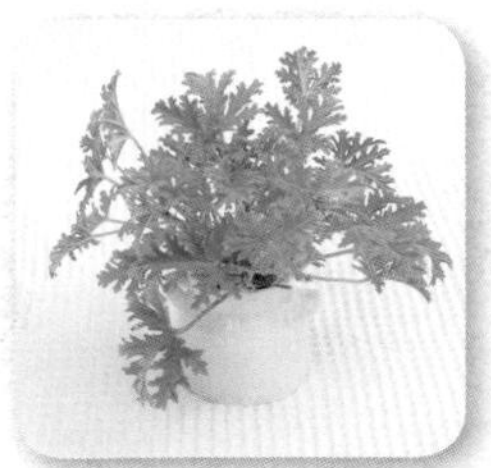
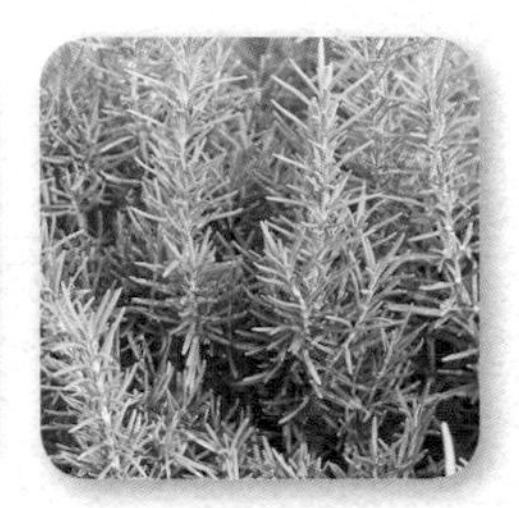

Hand Massage

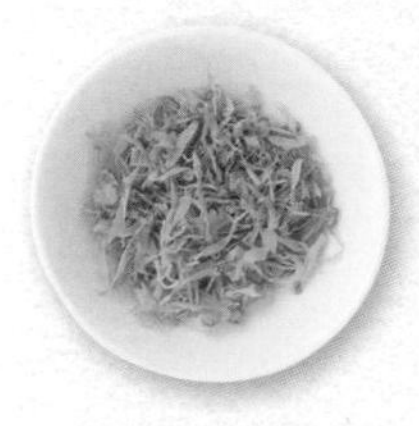

加速新陳代謝・改善循環系統・調節自律神經・深入安撫心靈！

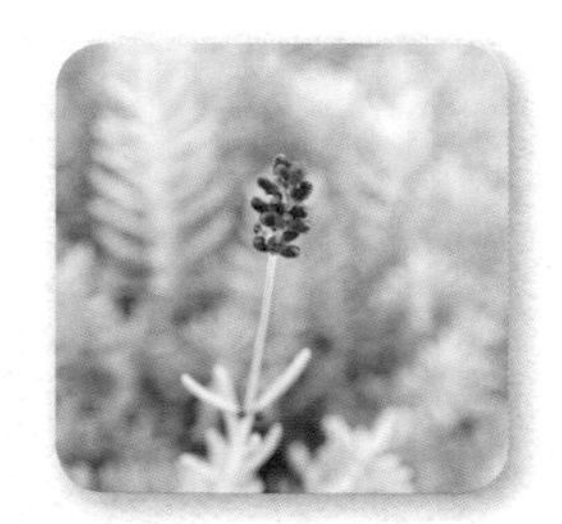

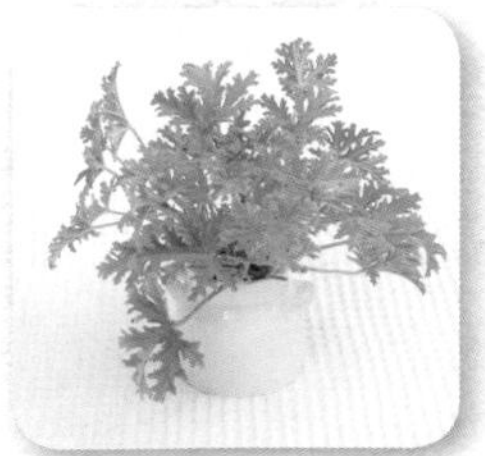

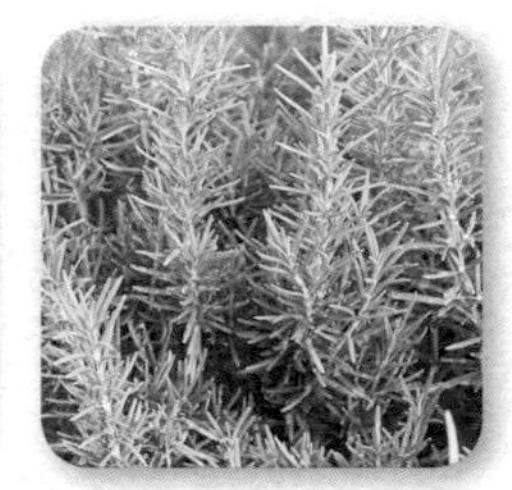

Hand Massage

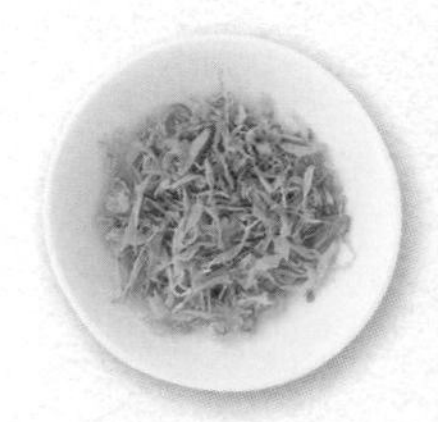

加速新陳代謝・改善循環系統・調節自律神經・深入安撫心靈！

暖手・暖心の香氛療癒按摩【隨書附贈 DVD】

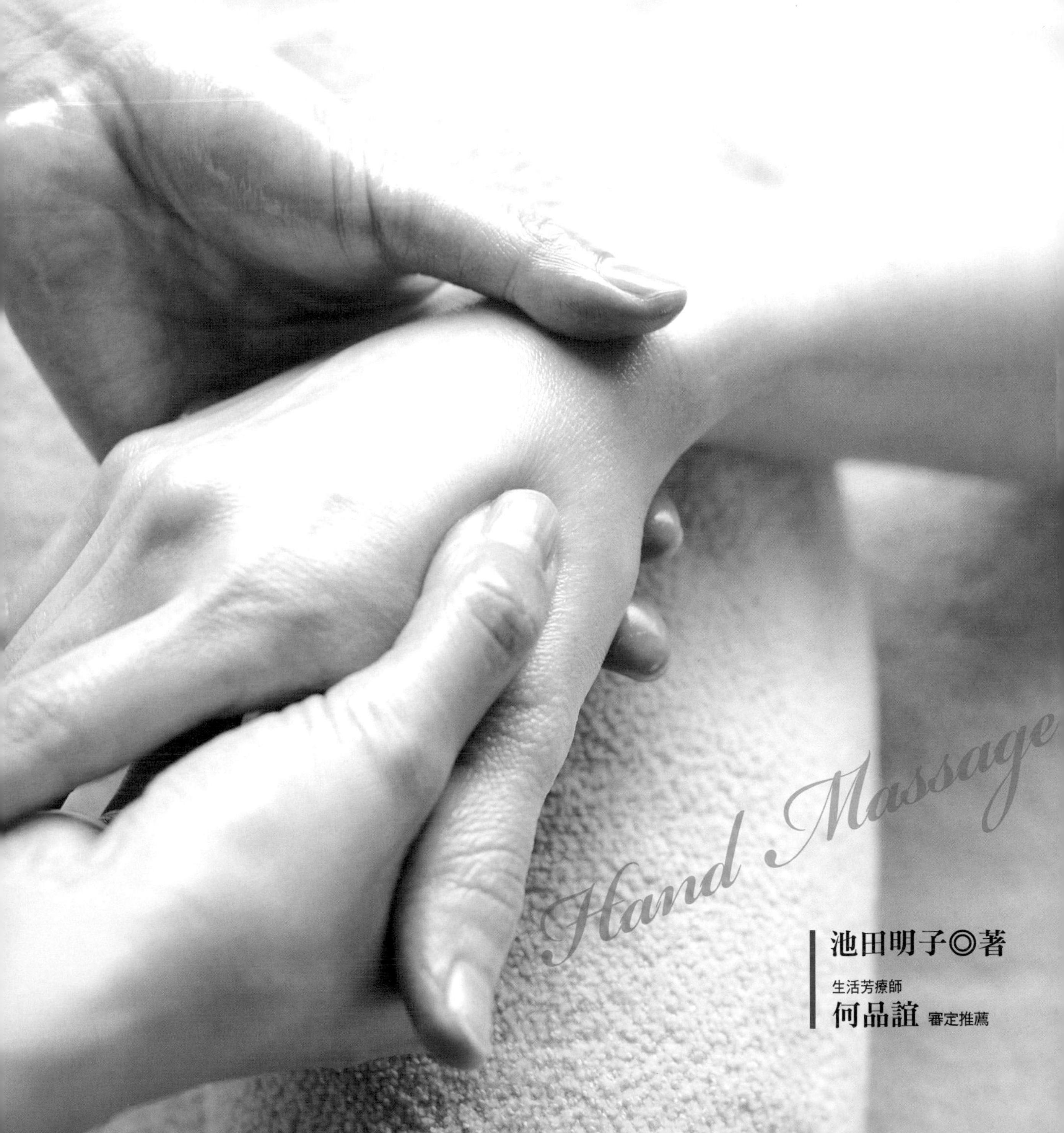

池田明子◎著

生活芳療師
何品誼 審定推薦

按摩你的「手」，使全身舒暢，心情也隨之輕盈起舞

平時總是不以為意地使用著的手。
現在只需溫柔按摩你的手，就能神奇地疏通身心靈。
藉由按摩來促進血液及淋巴的循環，進一步改善虛寒、僵硬的體質，
並提升腦部的活化。
當一天的開始或是感到疲累時，
又或趁著工作時的
休息空檔，
請務必進行手部保健。

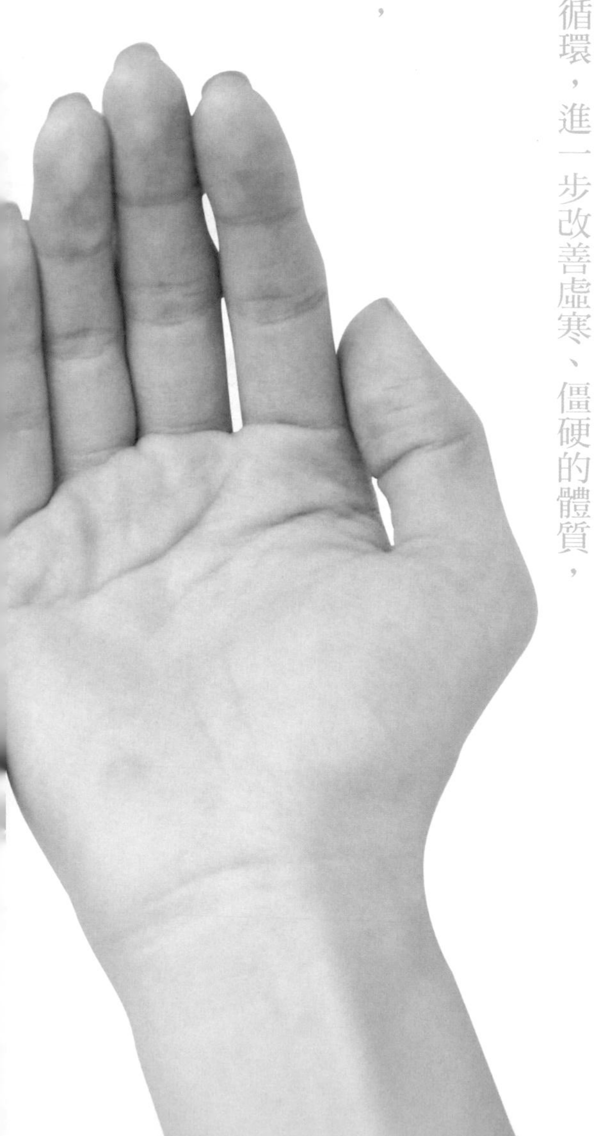

手部保健並不純粹只是為了自己，
也是能為重要的人，
輕鬆進行的一種外治技法。
在疏通活絡身體的同時，透過肌膚的接觸，
不但能與對方心靈相通，在醫療或看護的臨床現場，
或是容易令人感到苦惱的育兒過程中，
都能提供相當大的助力。
就讓我們以手部保健按摩，為自己也為他人帶來更舒適的健康生活吧！

Sophia Phytotherapy College校長
池田明子

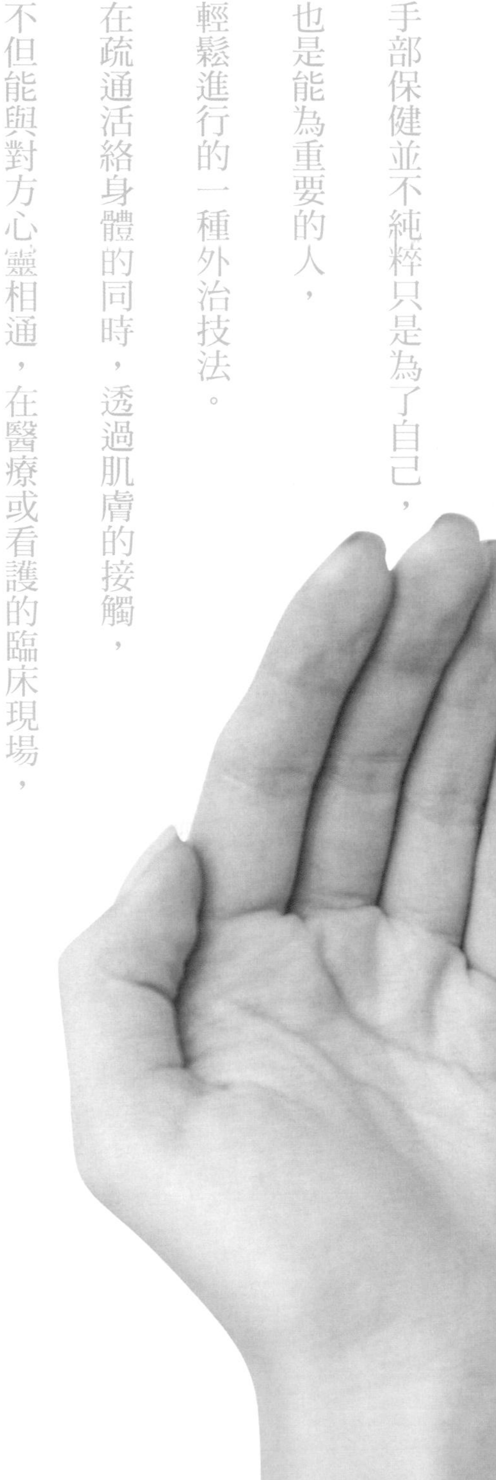

[CONTENTS]

PROLOGUE

按摩手部之前

PART1

為自己而作的手部按摩

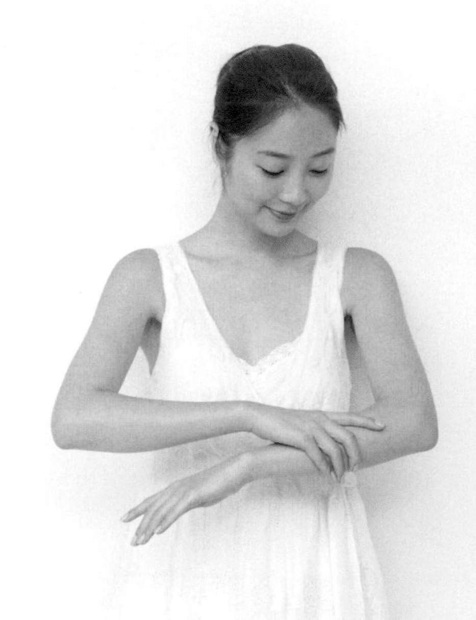

PART 2

為重要的他施行的手部按摩

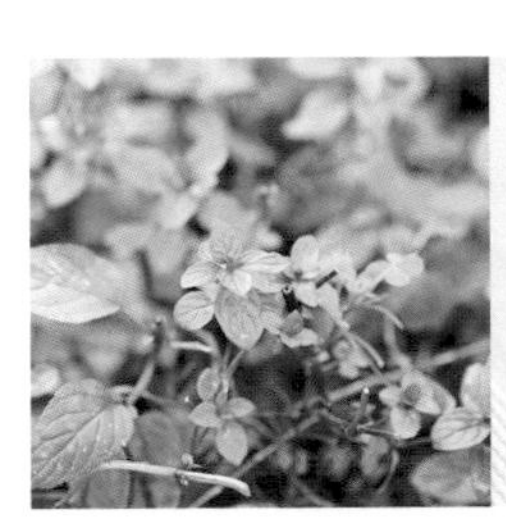
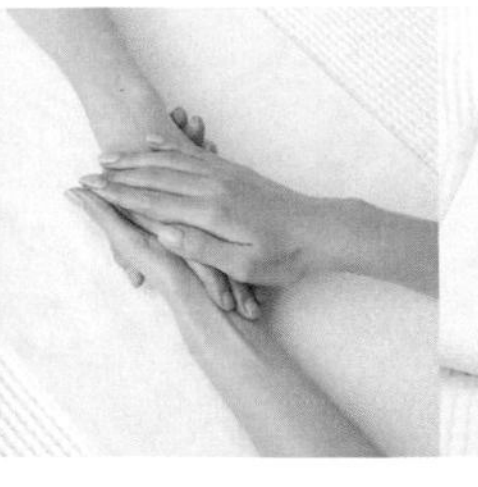
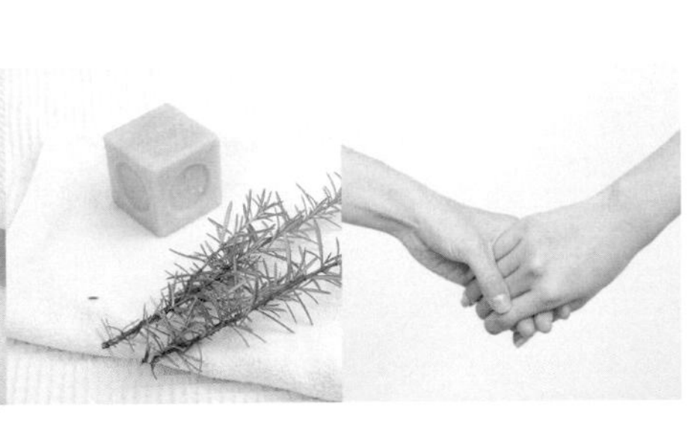

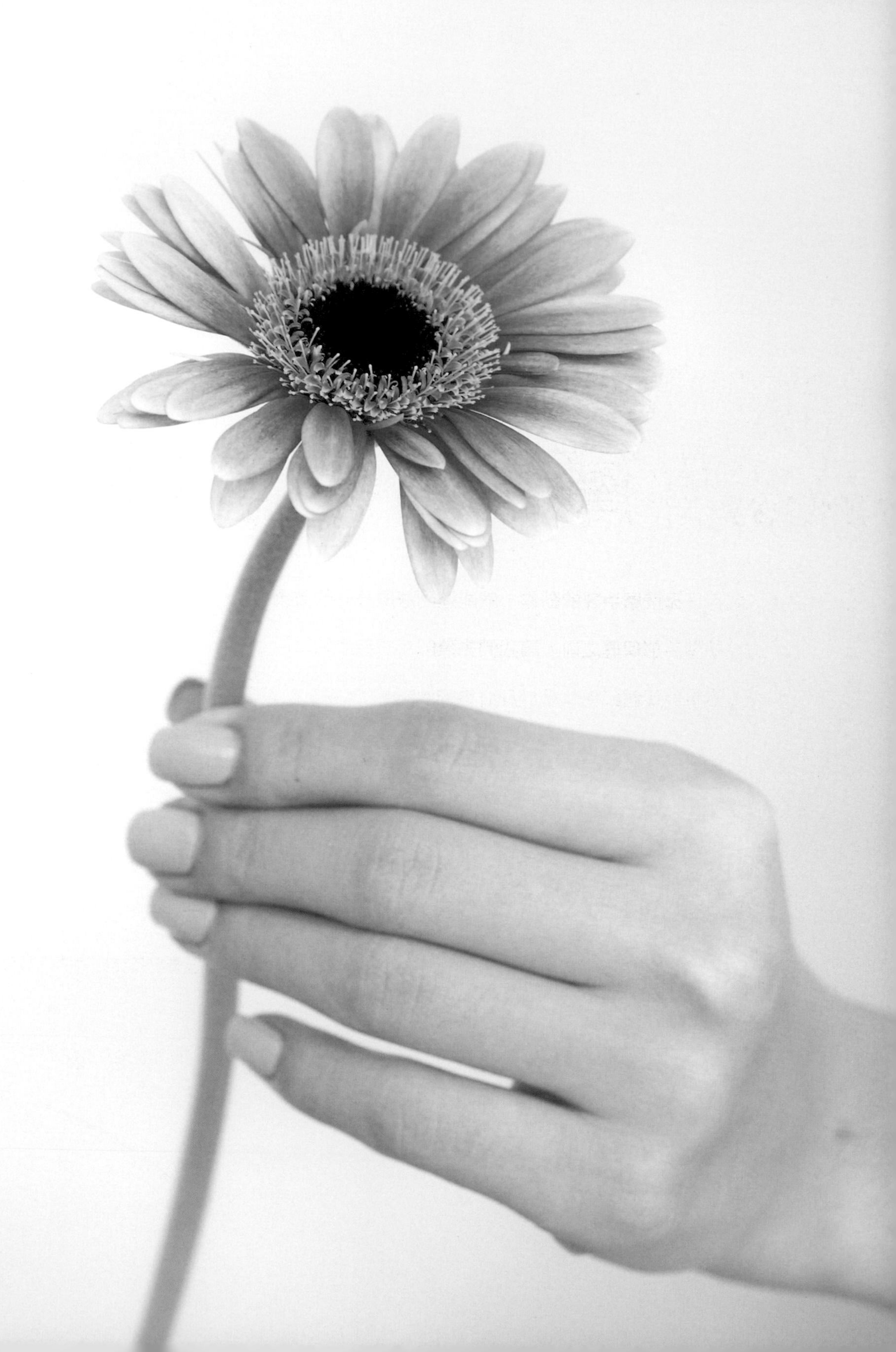

[PROLOGUE]

按摩手部之前

為何只靠按摩手部的動作，就能達到療癒身心的效果呢？

在學習手部保健之前，讓我們先瞭解有關手的知識，

以及手部保健如何作用於身心靈的原理吧！

CONTENTS

手就像一面魔鏡嗎？

緊張時手會露出破綻，與人握手時能感受到對方的溫暖……
或許我們的「手」除了拿或抓東西的機能之外，還有更重要的使命呢！

出現在手上的心理狀態

一旦緊張時，手會莫名出汗，或不自主地緊握著手，相信每個人或多或少都曾有過這樣的經驗吧！當累積一定的壓力或心情沮喪時，手心會變冷；當心情放鬆、精神奕奕之時，手心又恢復溫暖，我想許多人都注意過這樣的現象，而這些現象正是手能夠忠實地呈現出人們內心狀態的最好證據。

手與腦，以及心理的連結

當手進行細微作業時，能瞬間感受溫度或質量的纖細變化。這說明了當人類使用雙手時，腦內的絕大部分會受到刺激，而活動手指能防止腦部老化的原理，便是由此而來。（左圖）

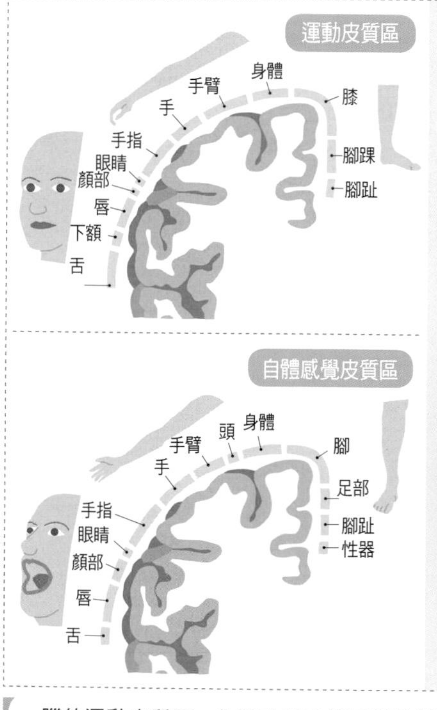

運動皮質區掌管運動；自體感覺皮質區則掌管面對外在刺激時身體的感覺。左邊的斷面圖表示各功能區所對應的身體部位。對於複雜的手指動作或臉部表情等，需要的面積則會相對擴大。

【腦的運動皮質區、身體感覺皮質區與其對應的身體部位】

雖標示出腦的運動皮質區或自體感覺皮質區與其對應的身體部位，但至今就人類所知，實際上腦內掌管手部運動，或為了接收手部傳來感覺所使用的區域其範圍極大。

又或者，可以想像成腦部有一席「心」的地位，當大腦運作時，心裡也產生各式各樣的情感。手部保健就是一門能直接接觸如此重要部位的護理，讓我們以透過「手」來觸及「心靈」的心情來進行吧！

肌膚接觸的重要性

心理學家哈洛有一項著名的代母實驗：他將出生不久的猿猴帶離母猿，放入柵欄裡飼養，裡頭置放了兩隻分別是攜帶牛奶的鐵製母猿猴，以及使用布料製成的母猿猴。究竟小猿猴會選擇回到哪一隻母猿猴的懷抱呢？結果是，小猿猴除了肚子餓的時候，始終都待在用布料製成的母猿猴身上。從這項實驗我們可以得知，小猿猴最想要從母親身上獲得的，正是那份被擁抱的溫熱感。

人類亦如此。歐美國家的人們大多有在日常生活中，以握手、擁抱、親吻等方式與人接觸的習慣，家人或朋友藉由身體互相接觸來感受對方的愛情，獲得安心感。過去人們維持大家庭一起群居時，也是透過自然的接觸來傳達感情。

但隨著現在核心家庭化的普及，獨居的套房、單獨用餐卻是再尋常不過的事，人與人的肌膚接觸確實顯得不足。

手部保健，對於某些不習慣肌膚接觸的人，也是容易接受的保健方式。我想，在這個人與人的接觸逐漸淡薄的時代，人們若能藉由手部保健踏出身體自然接觸的第一步，傳達內心的愛，那會是多麼的美好！

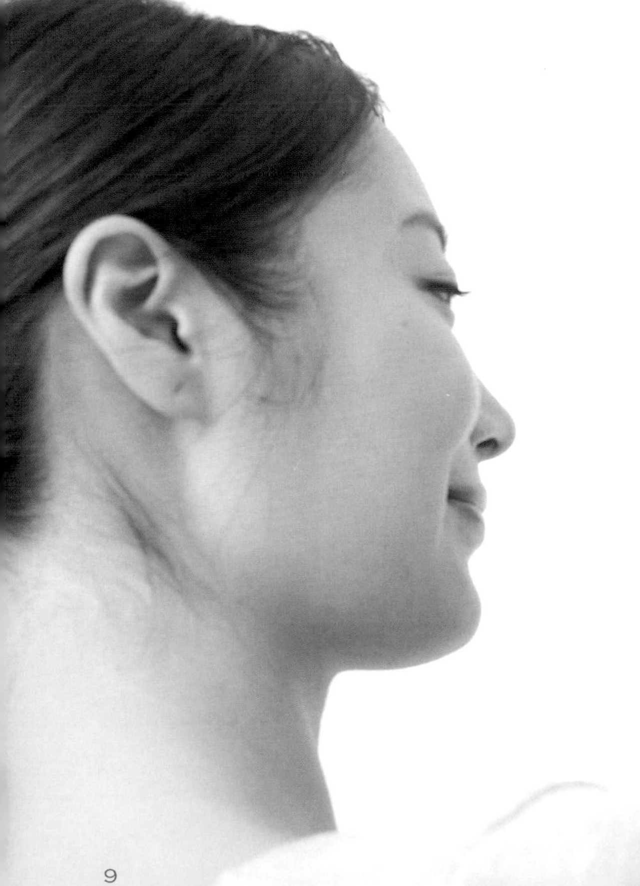

手的構造原來是這樣

何妨趁此機會仔細觀察每日任勞任怨地被使用的「手」，一旦體會到它是如此精巧的構造，相信一定能讓你更加理解手部保健的重要性。

手擁有全身1/4的骨頭

雖說依數法不同，而有所出入，但我們人體中，大約有二〇六塊骨頭。其中，手的骨頭數量就占了二十七塊，左右手合計共五十四塊。換句話說，雙手總共擁有全身四分之一量的骨頭數。相對的，手擁有的肌肉與神經數量也特別的多，因此藉由按摩舒緩肌肉，為身體帶來的舒暢感與活化腦部的效果也更為顯著。

骨頭與骨頭間兩骨相合處，流暢轉動的地方就是關節。關節大致區分為：像手指頭或膝蓋關節般，只能作單一方向彎曲的「屈戌關節」，以及如手腕般能前後左右運動，甚至能做到某種程度旋轉的關節。手部保健雖然有助於改善僵硬關節的活動，但顧及各個關節的構造原理，請絕不可勉強往不當的方向運動。

按摩骨頭的邊緣

若有過按摩骨頭與骨頭間的交接處或骨頭的邊緣時，那種隨即獲得舒暢感的體驗，應該馬上就能理解吧！

骨頭藉由肌腱來連接肌肉。利用肌肉的伸縮運動來移動骨頭，使身體得以做出各種的動作，然而諸如手提物品或寫字等，卻很容易造成平時已經常常運動的手部肌肉過度疲勞。緩和緊張肌肉則是按摩的其中一項重點。此時，若能舒緩位於骨頭邊緣，或連接骨頭與肌肉的肌腱，也易於達到鬆弛緊張肌肉的目的。東方醫學所謂的經穴（亦即穴位）大多存在於骨頭的周圍。為了達到如此的加乘效果，手部保健的重點通常會放在骨頭與骨頭間的按摩。

HAND CARE

先來瞭解手部構造吧！

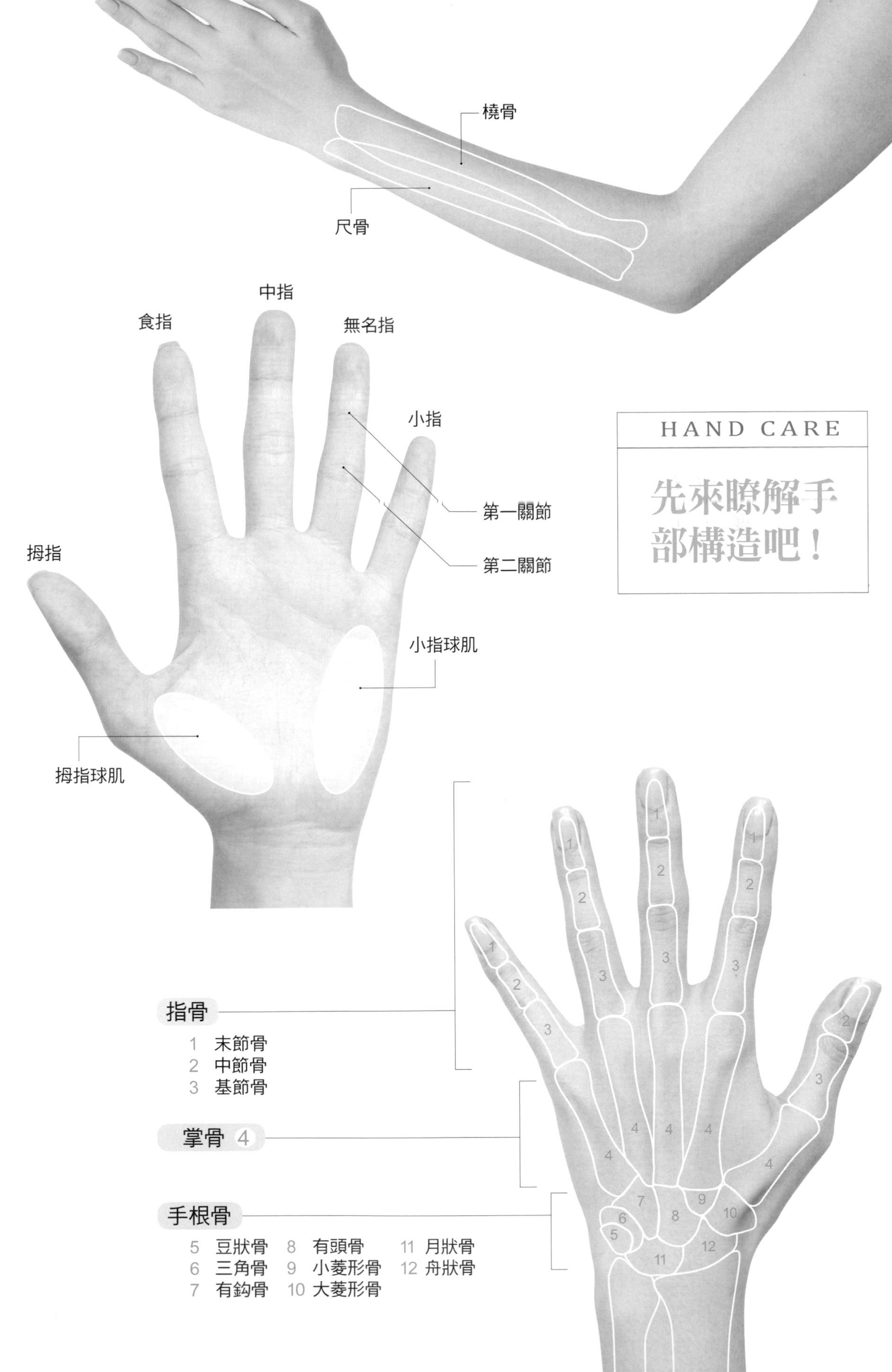

指骨

1 末節骨
2 中節骨
3 基節骨

掌骨 4

手根骨

5 豆狀骨
6 三角骨
7 有鉤骨
8 有頭骨
9 小菱形骨
10 大菱形骨
11 月狀骨
12 舟狀骨

手部保健的作用原理

為何光靠按摩手部，就能達到身輕如風的效果呢？先來瞭解手部保健對身體作用的原理吧！

對皮膚帶來的作用

根據研究，人的皮膚大約以每二十八天的週期汰舊換新一次，但也會因體質、壓力、年齡增長等因素，影響其新陳代謝的順利進行與否。而手部保健則有助肌膚新陳代謝的作用。由於血流變得暢通，因此會藉由血液將營養輸送到身體的每個角落，並有助於生成新鮮健康的肌肉細胞。同時，因為手部的摩擦，得以加速老廢角質的脫落，促使肌膚新生成長更為順利。

透過手部保健，讓皮脂腺或汗腺受到適當的刺激，帶動皮脂分泌旺盛，使皮膚更顯滋潤，進而促進老廢角質的代謝。一旦肌膚健康，便能排除各種有害物質，提高保護身體的抵抗力。

對肌肉或關節帶來的作用

如同左頁的詳細描述，藉由手部保健，來提高體內的循環機能。如此一來，大量氧氣與營養素便能充分提供給肌肉、肌腱與韌帶等處；相反的，老廢角質或多餘的水分，則會被快速地排出。只要這種供給代謝的互動模式順暢運行，不僅能改善關節的活動，也能緩和身體的僵硬與痠痛感，肌肉的疲勞感也能盡快復原。當血液運行流暢時，更兼具溫暖身體、舒緩肌肉緊張的效果。

隨著年紀的增長，容易造成手指彎曲僵硬、不易伸展等肌肉或關節攣縮的症狀，在不是肇因於風濕症等的疾病，而是由於年紀增長的因素下，手部保健可說具有一定的效果。

對循環系統帶來的作用

人類體內分別有流動於血管中的「血液」，以及流動於淋巴管內的「淋巴液」此兩種不同的循環機能。

血液自心臟輸送出來，通過動脈將身體所需的氧氣或營養素送達至細胞；通過靜脈運出二氧化碳或身體各部分所產生的代謝廢物，最後再迴流到心臟。

另一方面，淋巴液是指從血管滲出後，囤積於組織細胞間，宛如水一般的液體。雖會被淋巴管回收，最終通過靜脈流回心臟，但此時代謝的廢物或細菌等也會一併被回收，並由分布在各個淋巴結處理。

如前段所述，身體的新陳代謝或免疫力，會因為血液或淋巴液正常的循環而保有正常的功能，而當人體出現「風寒」或「水腫」等症狀時，此種循環就很容易遲滯。特別是淋巴液，與血液不同，是從末端單向流往心臟。而且是利用肌肉運動而產生流動，因此若有運動不足等狀況出現時，也會使得流動情況惡化。手部保健能刺激手的微血管或毛細淋巴管，因此能有效改善這類的循環系統。除了能夠期待虛寒體質（虛冷症）、水腫的改善等，還能進一步提高身體的新陳代謝或免疫機能。

對神經系統帶來的作用

為了生命之維繫，在意志無法控制下，掌握著性命攸關的生理功能，如心臟、肺、胃腸、血管等所有器官的神經，稱之為自律神經系統，但此自律神經系統則取決於交感神經與副交感神經穩定平衡時，才得以維持作用。

交感神經是在運動或白天活動時，處於活躍的神經，作用在於使心跳加快、血壓上升、消化器官蠕動減弱、讓人體保持警覺，達到可以積極應變的狀態。相反的，副交感神經則是在人體休息時或進食後，處於活躍的神經，作用在於使心跳減慢、血管舒張、促進血流、讓人體鬆弛休息，並促進消化或排泄器官的分泌與蠕動。

現代人由於壓力等因素，使得自律神經系統失調造成紊亂。很多人因交感神經持續處於活躍，出現食欲不振、便祕、慢性疲勞、恐慌不安等症狀，而因過度壓力造成嚴重疾病的例子也不計其數。

手部保健循序漸進的溫和刺激，可以刺激副交感神經系統，進而引導人進入放鬆的狀態，還能促進分泌令人感到快樂、幸福感的荷爾蒙。在接受手部保健後，能安穩一夜好眠的人不在少數。簡單說，手部保健在這個充滿壓力的現代社會中，的確是能幫助我們消除緊張，調節自律神經的保健護理。

HOW TO MAKE

溫和感受，大力推薦！

按摩用植物浸泡油製作法

將香草植物浸泡於植物油中，製作出按摩用的植物浸泡油吧！香草植物的有效成分會溶入植物油裡，獲得更優質的手部保健。

1

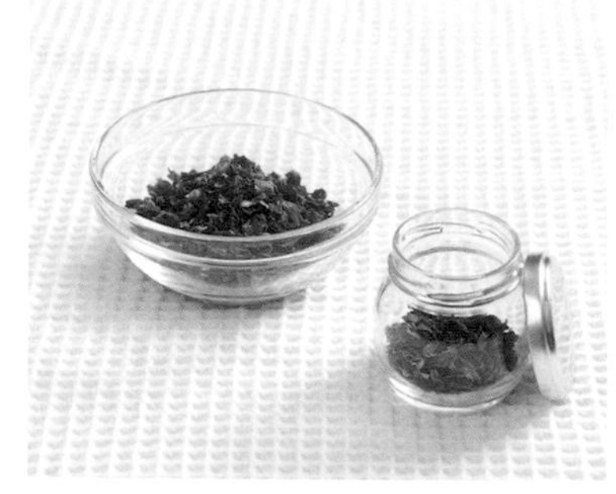

於容器中放入大約1/3量的乾燥香草植物。

2

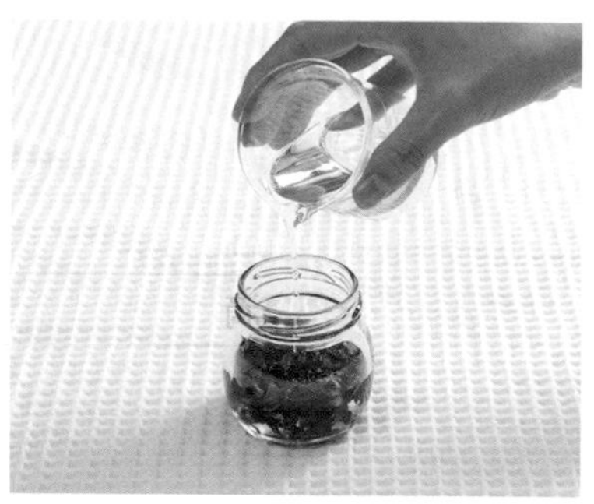

倒入夏威夷核果油。

3

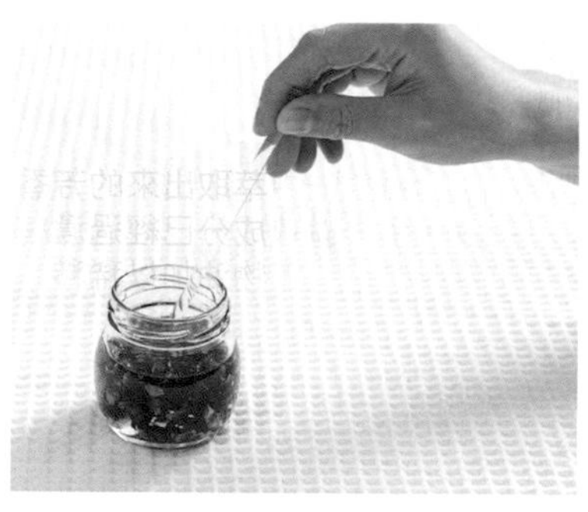

攪拌以便使香草植物浸潤在植物油之中。

4

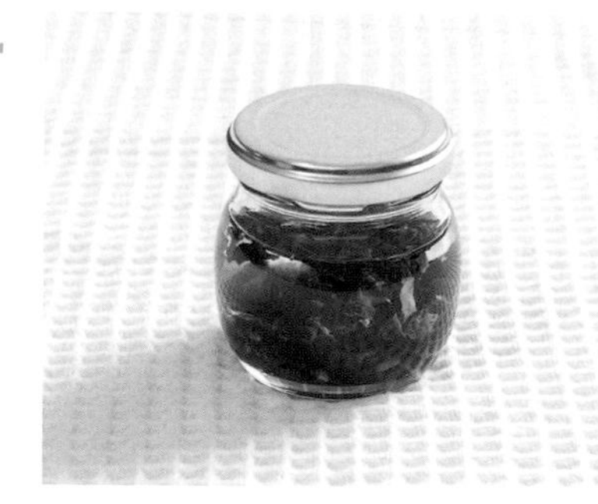

蓋上瓶蓋，靜置約二週至一個月的時間，即可完成。利用紗布等將香草植物過濾之後，移至遮光瓶。最好於一至二個月內使用完畢。

RECIPE ● 主要材料

- 乾燥的香草植物
- 植物油（夏威夷核果油）
- 可以密封的容器

關於香草植物

玫瑰、薰衣草等，不妨依照個人喜好或效果（參照P.73）來選擇吧！

夏威夷核果油

不易氧化的夏威夷核果油最適合用來製作植物浸泡油。由於成分與人體皮脂腺分泌的油脂組成相類似，因此其清爽的使用感與絕佳的膚觸也是魅力所在。同時擁有使肌膚保持年輕水嫩的作用。

HOW TO MAKE

利用喜愛的精油便能輕鬆製作

按摩用複方精油製作法

在你沒時間製作植物浸泡油的情況下，不妨多加利用精油與植物油來製作複方精油，可輕鬆完成，也可選擇市售的按摩油來取代唷！

1

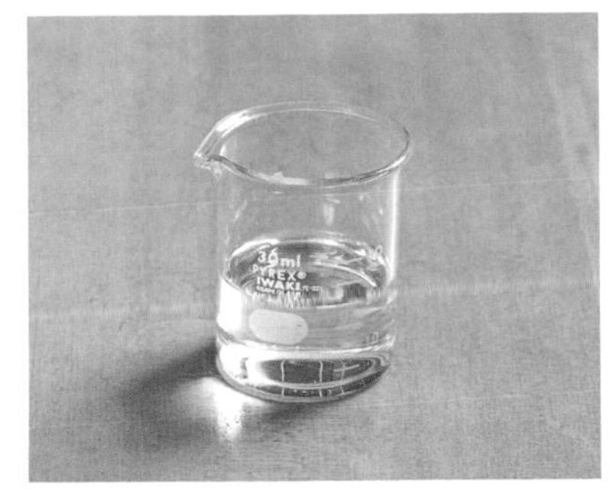

把植物油倒入容器裡。

2

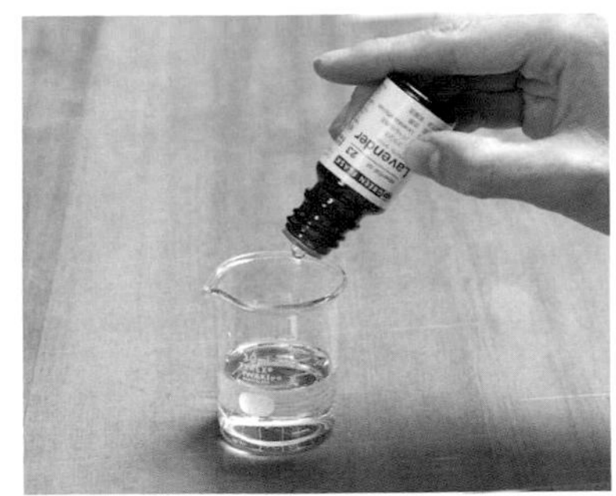

添加精油。

3

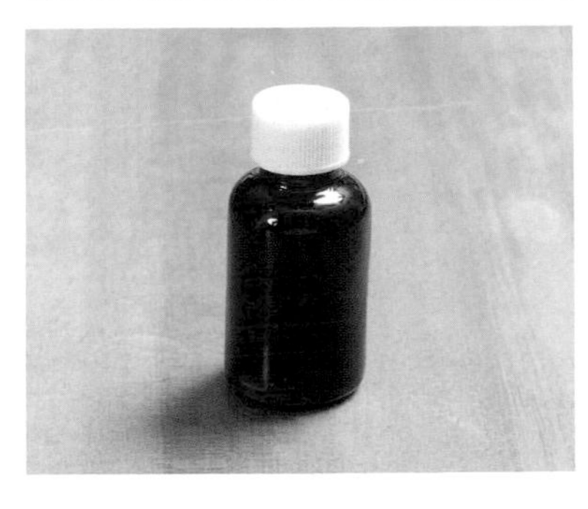

保存時，請移至遮光瓶，最好於一至二月內使用完畢。

RECIPE ● 主要材料

- 植物油…20ml
- 精油…3至4滴

【 關於精油的濃度 】

一滴精油約為0.05ml。精油的濃度，用於身體時宜1%以下，用於臉部時宜以0.5%以下為標準。敏感性肌膚的使用者，最好先稀釋濃度，經肌膚測試後再使用。使用玫瑰等香味較為濃郁的精油時，也請先稀釋精油濃度較為適當。

關於精油

意指由植物中萃取出來的芳香物質。由於有效成分已經過濃縮，因此務必以植物油加以稀釋後再使用。不妨依個人喜好或效果（參照P.73）來選擇吧！

關於植物油

又稱為基底油，作為稀釋精油之用。一般常見有夏威夷核果油、荷荷芭油、甜杏仁油等，種類繁多，且各自的使用感或對肌膚的效果也不同，所以請依個人喜好來選擇吧！

STEP 5

搓擦掌骨間隙。

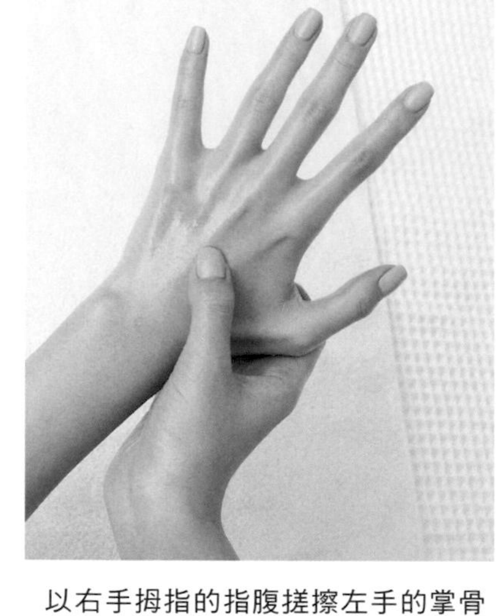

以右手拇指的指腹搓擦左手的掌骨（參照P.11）間隙。各掌骨之間大致來回進行3次。

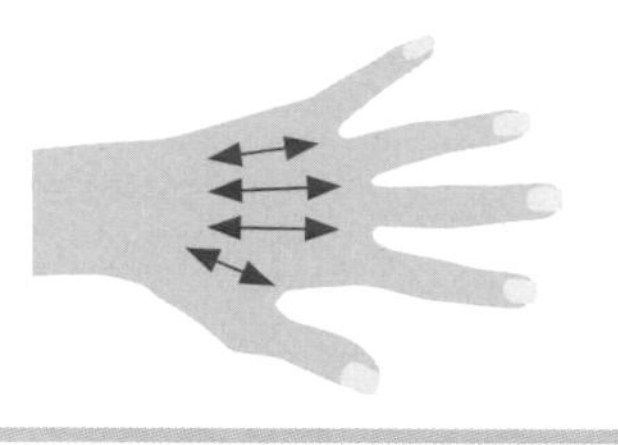

STEP 6

按摩每一根手指。

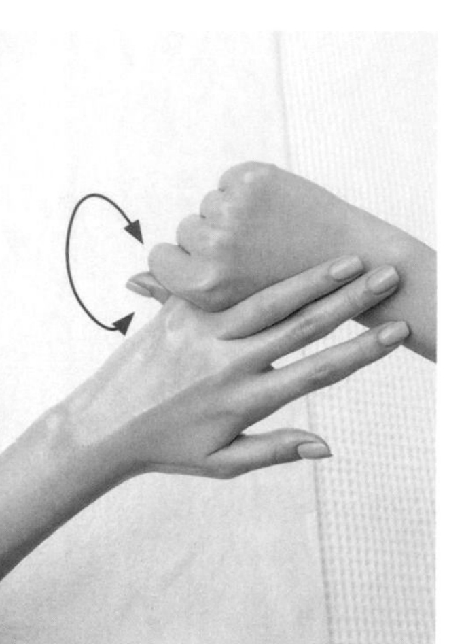

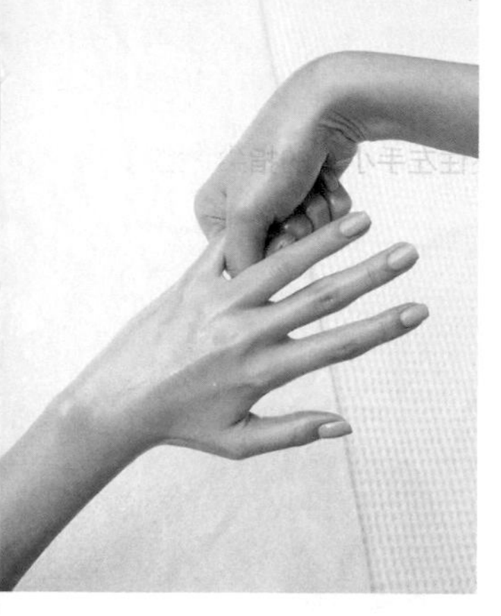

1 以右手握住左手的小指，一邊旋轉右手，一邊按摩到指尖處（亦可從大拇指開始）。

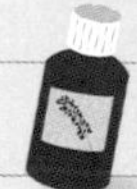

快速紓緩的按摩呵護 Tips

1. 一邊有意識地交叉每根手指，一邊雙手互扣。
2. 取適量按摩油，用雙手勻開。
3. 一邊將油塗勻整個手背，一邊溫和搓擦。
4. 按壓「合谷」穴。
5. 搓擦掌骨間隙。
6. 按摩每一根手指。
7. 以拳頭按壓手掌。
8. 溫和地搓擦手背。

STEP 7

以拳頭按壓手掌。

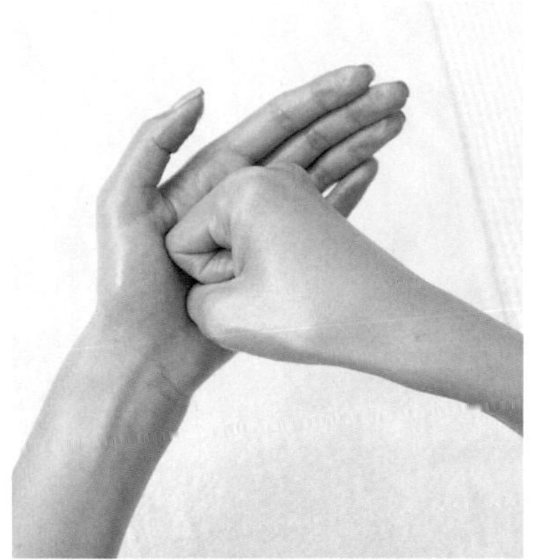

右手握拳，按壓左手的手掌。如此一來，可以簡單地刺激分布於手掌上的眾多穴位。左手放鬆，以便右拳容易傳達施力。

STEP 8

溫和搓擦手背。

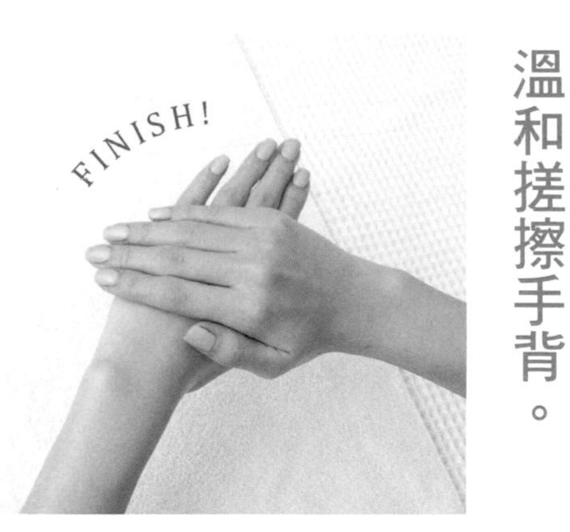

療程的結束與STEP3一樣是搓擦手背。只要感覺舒服順暢，要重覆搓擦按摩幾次都無妨。待左手施作完後，同樣對右手進行STEP2至8的動作（不管要從左右哪一手開始都可以）。

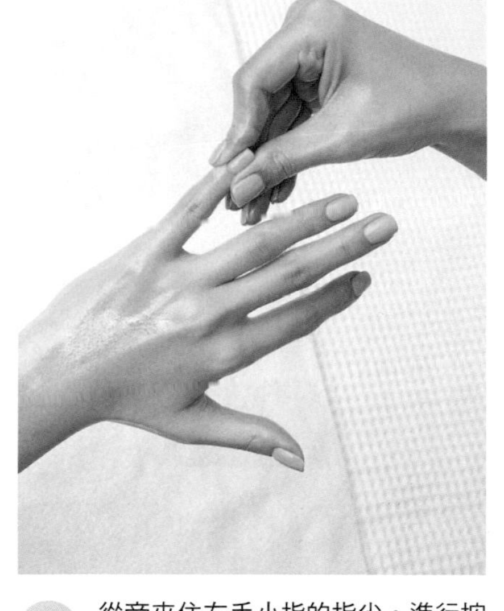

2 從旁夾住左手小指的指尖，進行按壓。

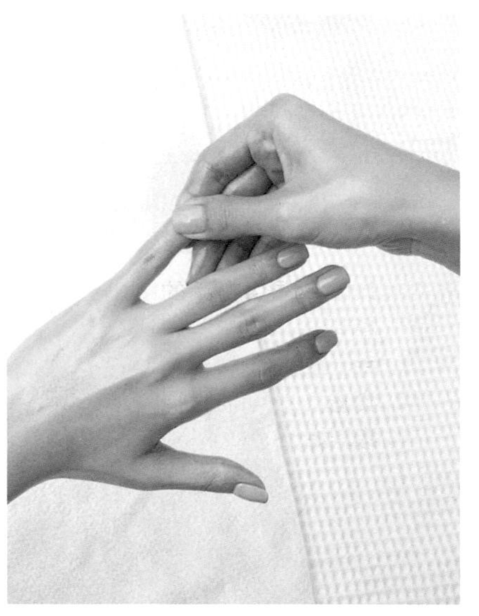

3 上下夾住左手小指的指尖，進行按壓。待小指施作完後，再由無名指到大拇指，反覆施作1至3次。

STEP 9

揉開手掌使之放鬆。

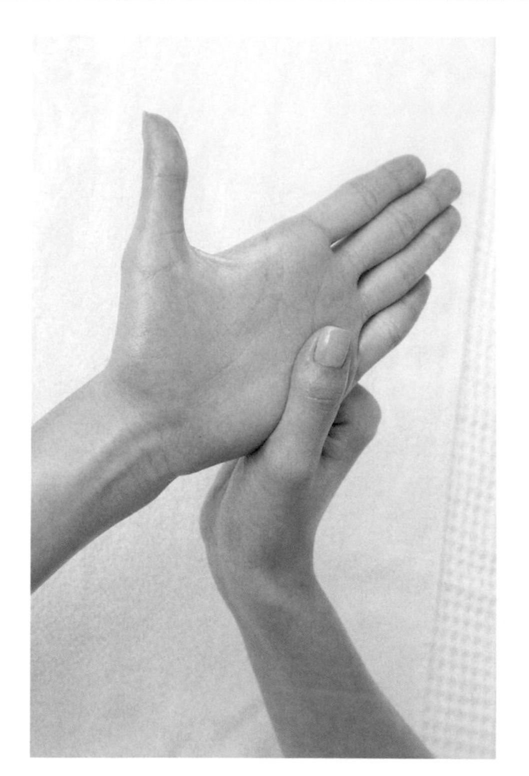

2 如同在拇指球肌與小指球肌的分界上畫「人」字般進行搓擦。

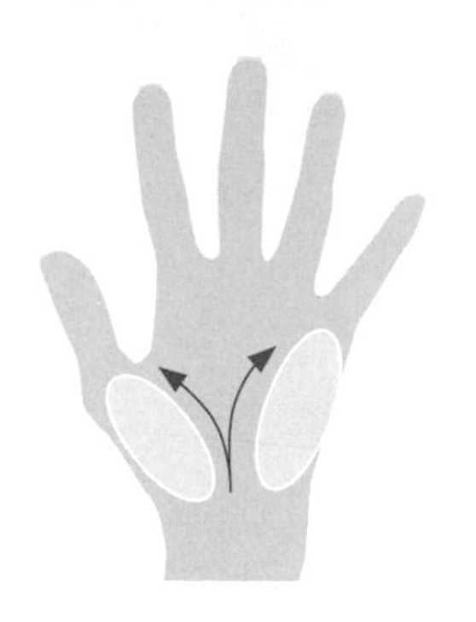

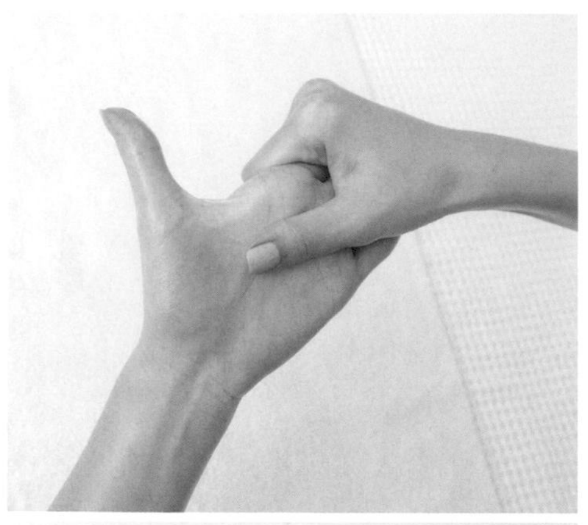

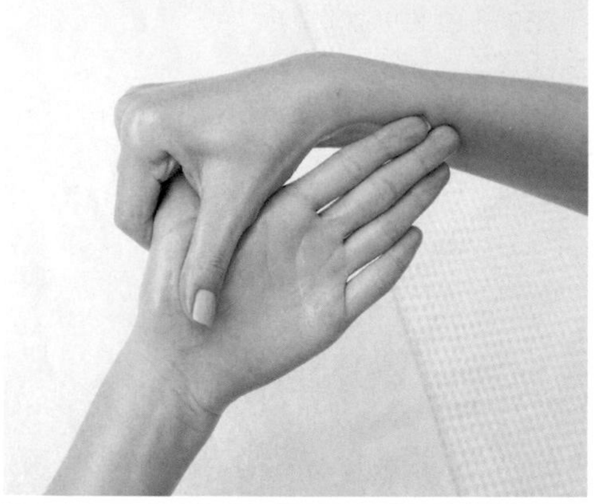

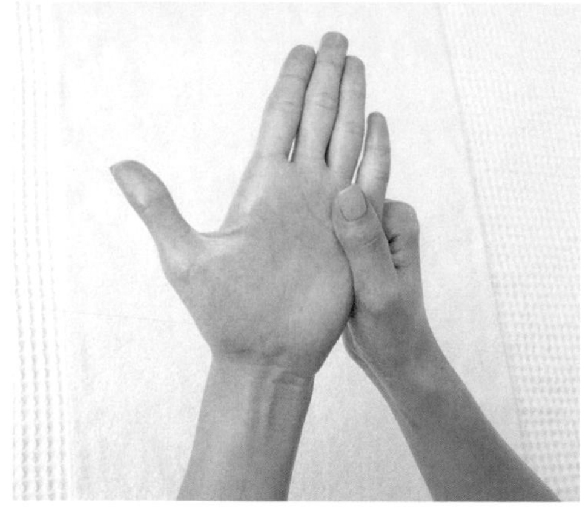

1 以右手拇指由中央往上下左右，一邊搓擦左手手掌，一邊確實地逐一推開以鬆弛手掌。

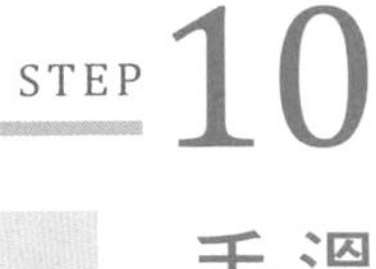

STEP 10

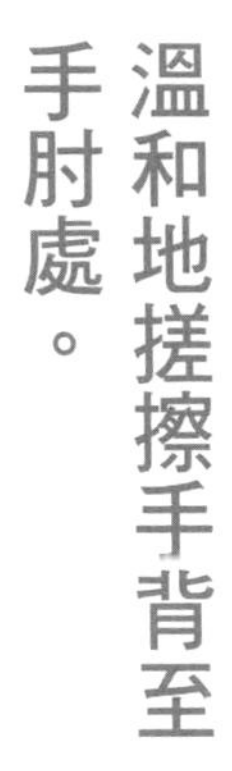

溫和地搓擦手背至手肘處。

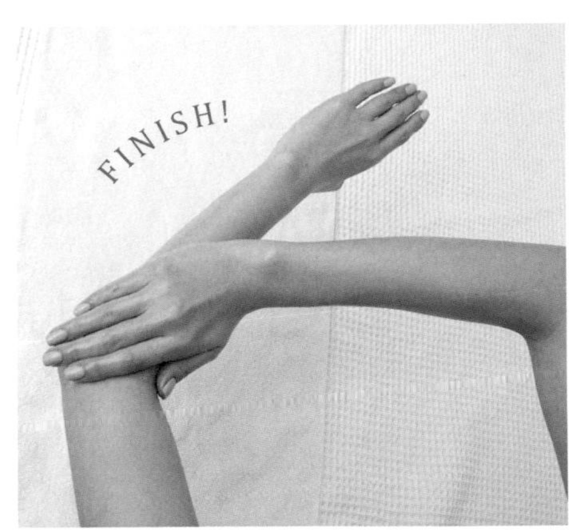

療程的結束與STEP1一樣是搓擦手背至手肘處。只要感覺舒服順暢，要重覆搓擦按摩幾次都無妨。待左手施作完畢，右手也進行STEP3至10的動作（不管從左右哪一手開始都可以）。

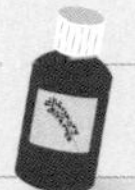

深層療癒的按摩養護 Tips

1. 一邊有意識地交叉每根手指，一邊雙手互扣。
2. 運拉手腕關節。
3. 取適量按摩油，以雙手勻開。
4. 一邊將按摩油從手背到手肘處塗勻，一邊溫和地搓擦。
5. 按壓「合谷」穴。
6. 搓擦手背側的手腕中央與手踝處。
7. 搓擦掌骨間隙。
8. 按摩每一根手指。
9. 揉開手掌使之放鬆。
10. 溫和搓擦手背至手肘處。

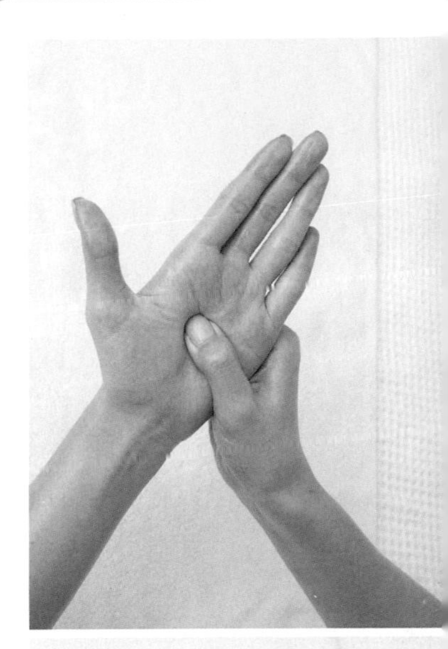

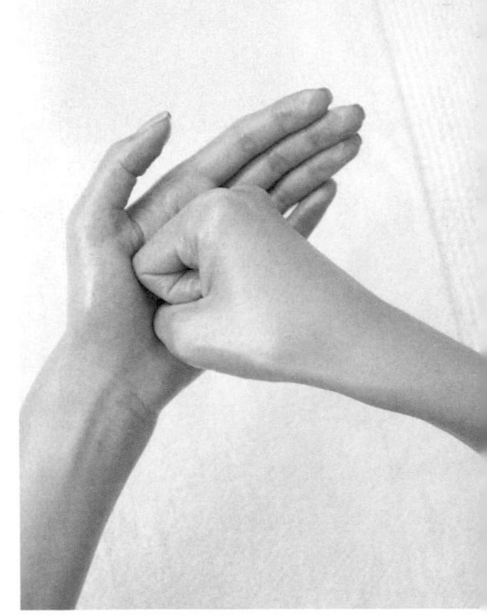

3 以令人舒暢的力道按壓整個手掌。打算加強力道時，亦可利用拳頭進行，刺激分布於手掌上的眾多穴位。

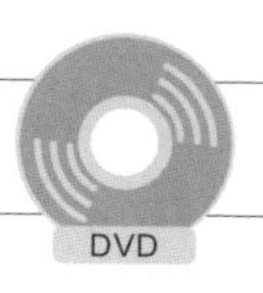

依症狀區別

感覺身心不適時的自我呵護暖手法

監修・和奏漢方堂院長 橋本和也

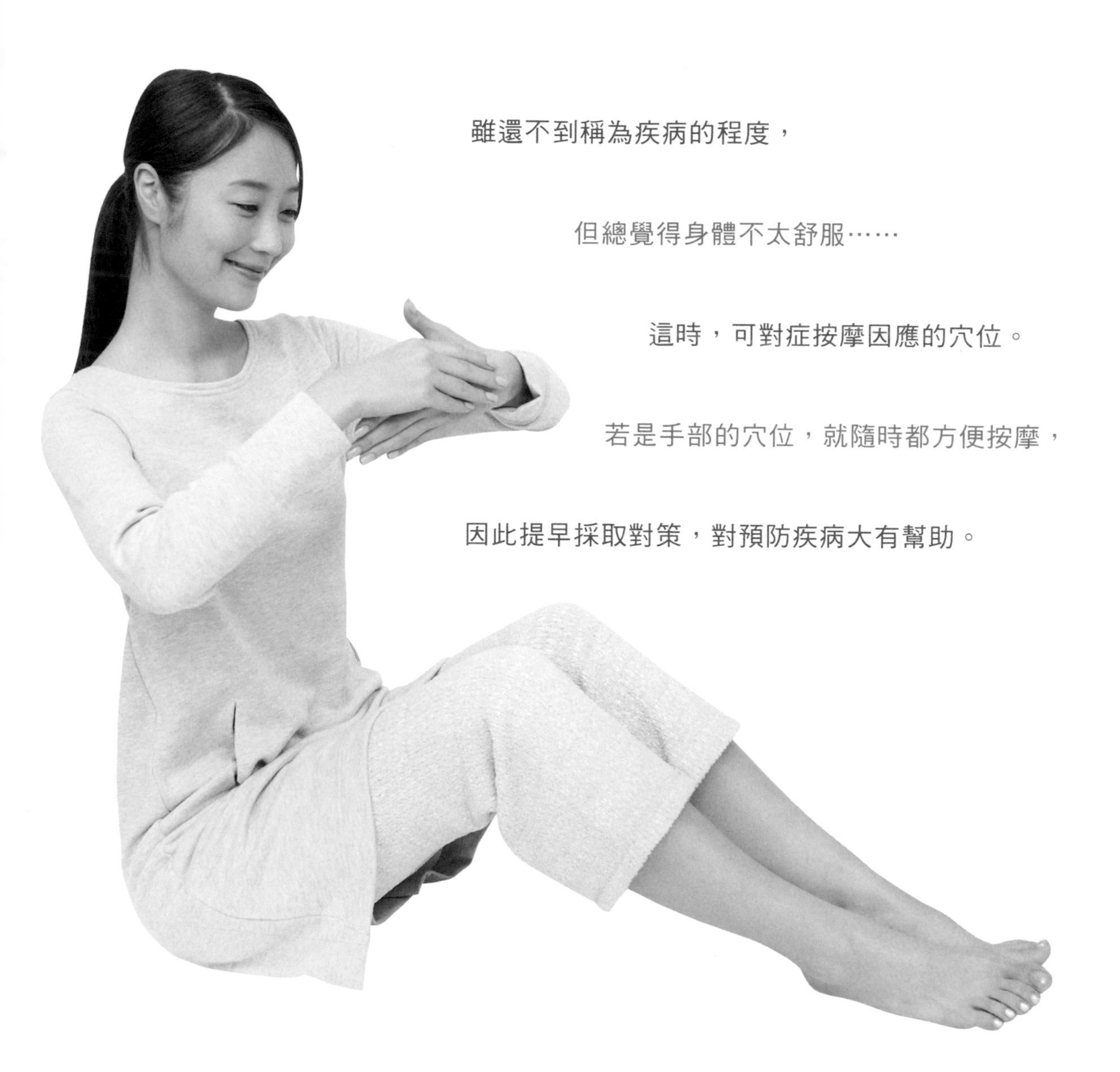

雖還不到稱為疾病的程度，

但總覺得身體不太舒服……

這時，可對症按摩因應的穴位。

若是手部的穴位，就隨時都方便按摩，

因此提早採取對策，對預防疾病大有幫助。

何謂穴位？

在東方醫學裡，認為人體布滿了無數的經絡，能量（氣血）旺盛平衡地在經絡中通暢運行，生命活動才能健全。而分布在各個經脈的循行路線上，可調整氣血運行的就是「經穴」，亦即所謂的「穴位」。只要經絡運行通順，氣血便能毫無阻滯地流暢於全身，人類與生俱來的身體機能或自然療癒能力也會隨之啟動。

由於人體穴位主要分布於骨頭的旁邊，因此由許多骨頭組成的手掌，自然就集聚了很多的穴位。而且其中包括了許多作為經絡出發點與終點的重要穴位。因此，可以透過按摩手掌穴位，來改善所謂的腰痛、便祕等遠端部位的不適症狀。

如何取穴

穴位大多存在於骨頭的邊際。請參考頁P.40至P.41的圖片，或各頁中刊載圖，推測穴道所在位置，沿著附近的骨頭邊緣找尋，即可找到骨頭的根處或凹穴部位。施以按壓刺激時，會有令人暢快的痛感，或與周圍皮膚有冷熱之差、產生刺癢等反應，那就是有無穴位的重要標誌。

尋找穴位

沿著大拇指與食指間的掌骨前進，於手骨交接處的正前方，施以按壓的手指所停止之處，就是「合谷」穴。

穴位按壓法

以整個指腹按壓，手指有往下陷入般的感覺，逐步地加強力道。請以令人感到舒適暢快的程度，按壓五至十秒。即便是相同部位，也會因按壓角度的差異，改變感受到的效果，因此不妨試著去摸索正確的角度吧！依照症狀或穴位的不同，而有註明力道「強」、「柔」的區別時，請務必遵守指示。

關於按摩油

與按摩的時候相同，按壓穴位時也可使用按摩油來提高效果。複方精油的做法請參照P.21。不妨先於穴位上塗抹幾滴按摩油，之後再進行按壓穴位，效果會比較好。當然，就算不使用精油，還是能獲得充分按壓穴位的效果。因此，如果不是特別喜愛的精油，就沒有必要使用。

HAND CARE

手部穴位 map

手是穴位的寶庫。不論在何時，不論在何地，都能藉由按壓穴位，舒暢全身。

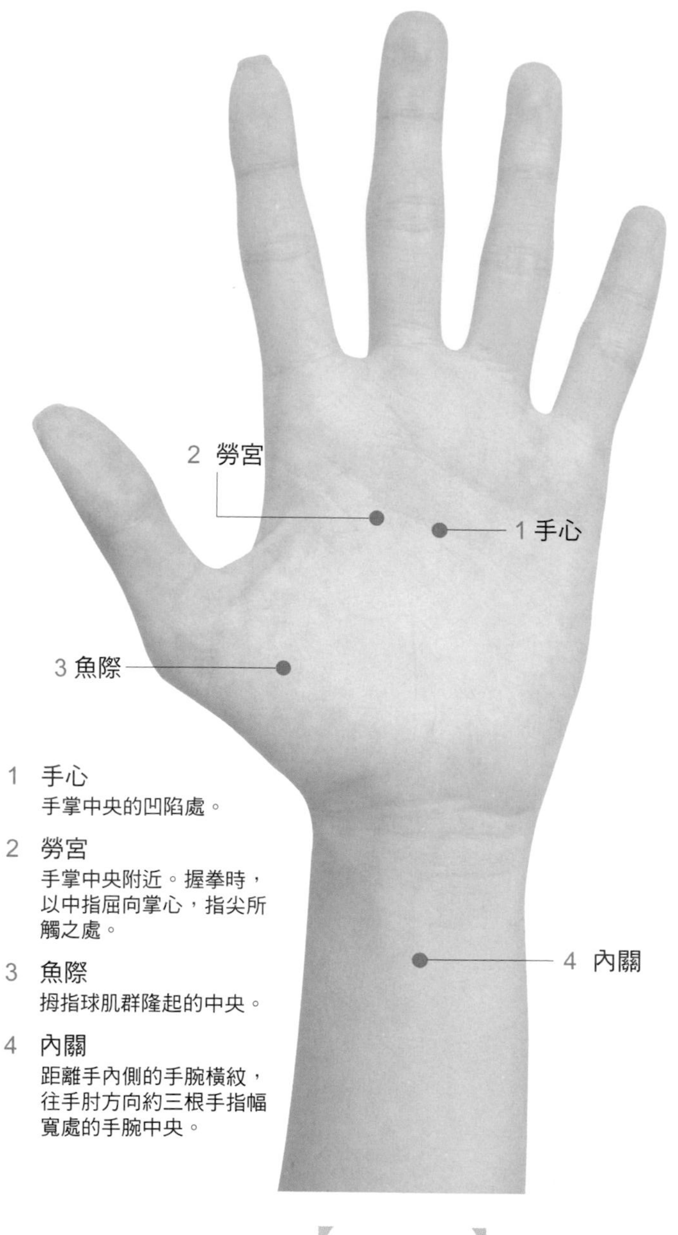

1 手心
手掌中央的凹陷處。

2 勞宮
手掌中央附近。握拳時，以中指屈向掌心，指尖所觸之處。

3 魚際
拇指球肌群隆起的中央。

4 內關
距離手內側的手腕橫紋，往手肘方向約三根手指幅寬處的手腕中央。

【 手心 】

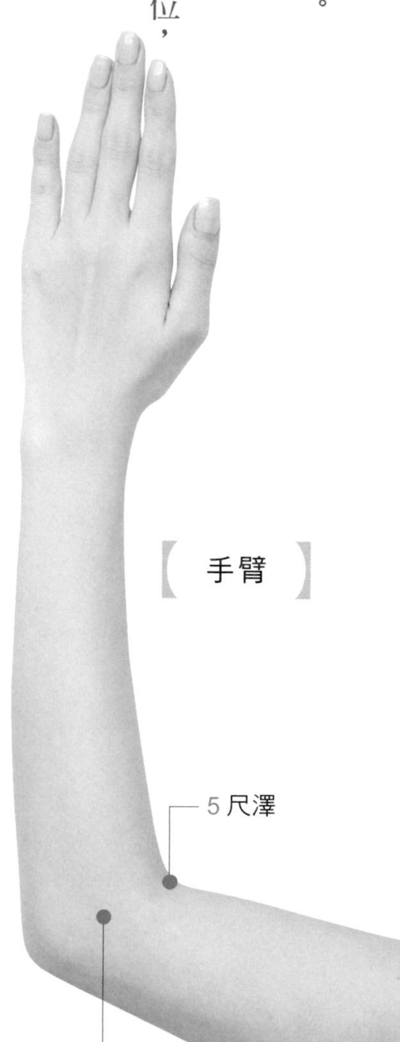

【 手臂 】

5 尺澤
微屈手肘時形成的肘橫紋中，肱二頭肌腱近拇指橈側緣的凹陷處。

6 曲池
微屈手肘時形成的肘橫紋外側最邊端的部位。

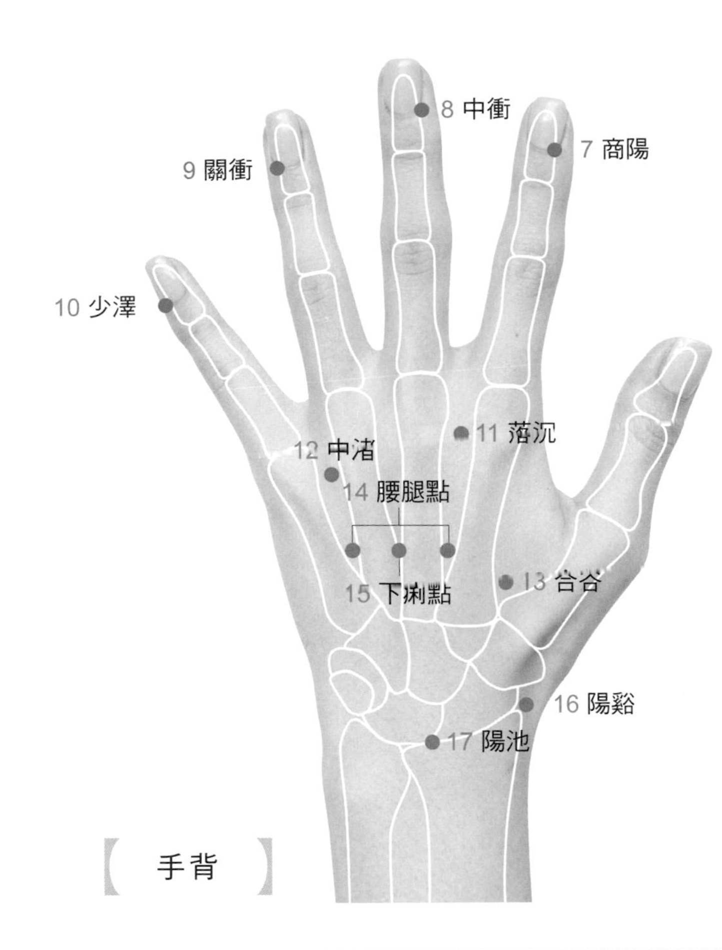

【 手背 】

7 商陽
食指的指甲邊緣（末節橈側），靠近拇指處。

8 中衝
中指的指甲邊緣（末節橈側），靠近食指處。

9 關衝
無名指的指甲邊緣（末節橈側），靠近小指處。

10 少澤
小指的指甲邊緣（末節橈側）之外側。

11 落沉
食指與中指掌骨間，往手腕方向，距離掌骨關節約一公分左右。

12 中渚
無名指與小指間，往手腕方向，距離掌骨關節約一公分左右。

13 合谷
大拇指與食指掌骨間，兩骨相合的V字形凹陷處。

14 腰腿點
食指與中指以及無名指與小指掌骨間，兩骨相合的V字形與凹陷處。

15 下痢點
中指與無名指掌骨間，兩骨相合的V字形凹陷處。

16 陽谿
拇指向上翹起時，拇短伸肌腱與拇長伸肌腱之間的凹陷處。

17 陽池
手腕向上翹起時，腕背橫紋中央的凹陷處。

LET'S TRY

按壓穴位前的建議

舉手伸展

循環遍布人體全身的淋巴，具有清除老廢物質或細菌的功能。相對於血液透過心臟的泵血機能循環於全身，淋巴液則是藉由肌肉的運動而流動，因此當人體運動不足且循環遲滯時，就會造成水腫等身體不適。

人體腋下有著匯集前臂與胸內淋巴液的腋淋巴結，只要伸展此處，有利於淋巴液的流動，就能使手或手臂變得輕盈，還能提高按壓穴位的效果。

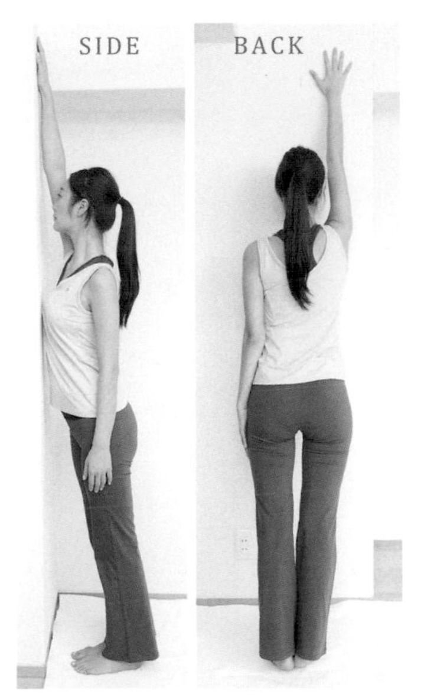

面對牆壁站立，站在離牆約一個拳頭處的正前方，伸直手臂觸碰壁面。然後，像直接靠在牆上般，身體往前倒，感覺腋下到鎖骨間完全伸展開來。

※由於身體側傾會造成肩膀的負擔，因此請務必正面面向牆壁。肩膀有疼痛情況發生時，不可進行此動作。

CONDITION

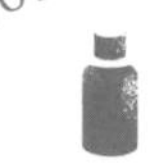

頸部僵硬

因寒冷或長時間伏案辦公等等，感覺頸部肌肉緊繃、僵硬，或出現落枕症狀時可按壓此穴。

推薦精油

- 薄荷
- 胡椒薄荷
- 肉桂

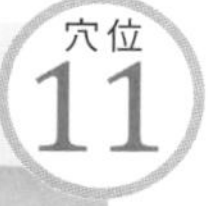

穴位 11 落沉

當頸部不能隨意轉動等不舒服的時候，按壓此穴可得紓緩。

食指與中指掌骨間，往手腕方向，距離掌骨關節約一公分左右。

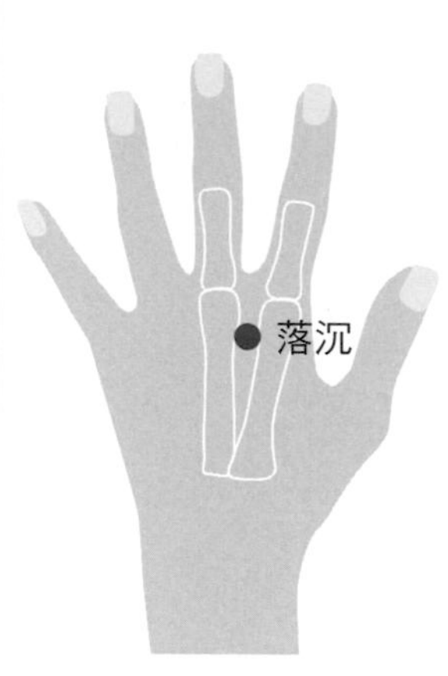

CONDITION

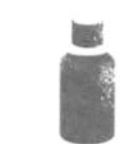

眼睛疲勞

因電腦與智慧型手機的普及，造成眼睛疲勞的人急速增加。一旦感覺疲累時，最好靠勤奮的保健來保護雙眼吧！

推薦精油

- 乳香
- 迷迭香

穴位 6 曲池

按壓此穴可改善手臂的血液循環，並對肩膀痠痛或五十肩等有效。

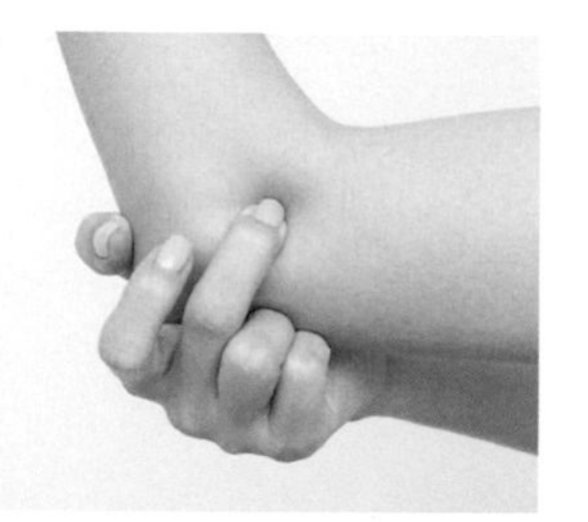

微屈手肘時形成的肘橫紋外側最邊端的部位。

曲池

穴位 13 合谷

俗稱「萬能穴位」，按壓此穴對大範圍的症狀都具有緩解之效。尤其針對脖子以上的疼痛更具作用。

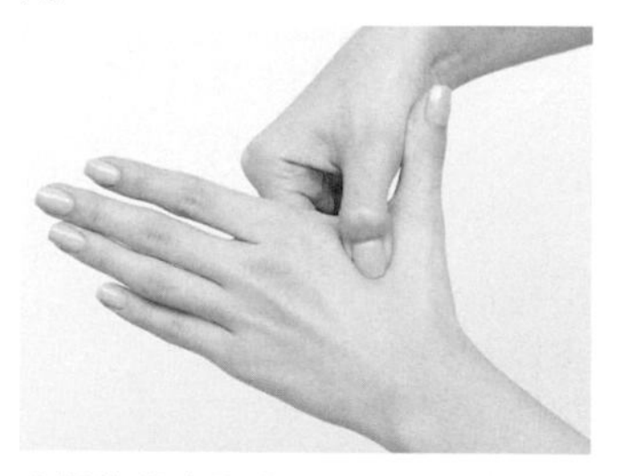

大拇指與食指掌骨間，兩骨相合的V字形凹陷處。

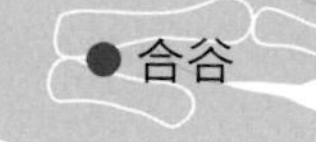

CONDITION

頭痛 頭重感

透過按壓穴位可緩解頭重、神智不清、持續有鈍痛感等緊張型頭痛，但最好也應留意原因不明的失眠或身心疲倦的症狀。

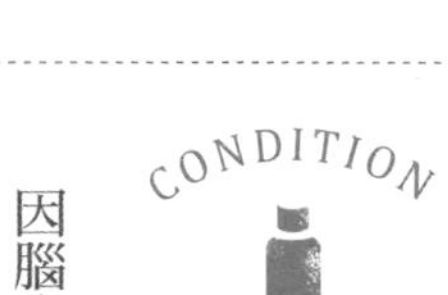

推薦精油

- 薄荷
- 胡椒薄荷
- 丁香

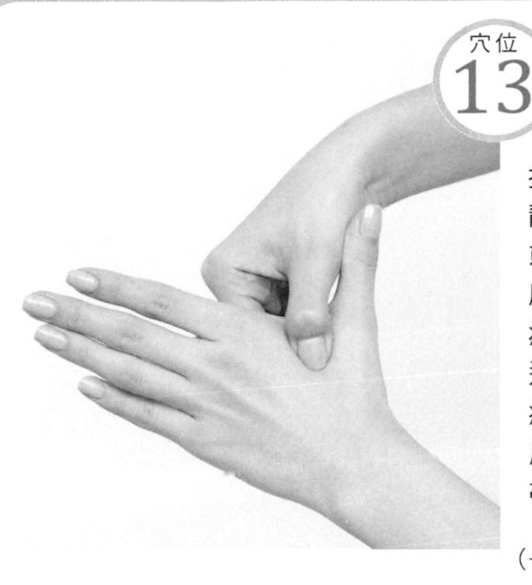

穴位13 合谷

按壓此穴能有絕佳的鎮靜效果，也是治療齒痛或胃痛、咽喉腫痛等的應急措施。想要緩解疼痛時，稍微加強按壓力道即為訣竅。由於對治療壓力等也有不錯的效用，因此可減輕頭重感帶來的不適。

（→穴道位置請參照右頁圖）

穴位12 中渚

按壓此穴可緩解因三半規管而造成耳鳴、暈車等問題，故能解偏頭痛。強力刺激之下更具效果。

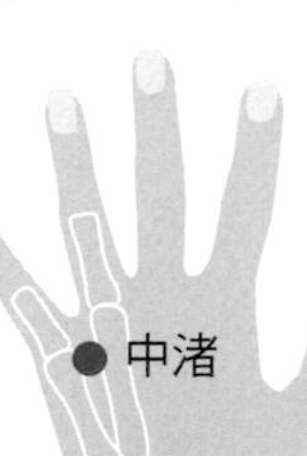

無名指與小指間，往手腕方向，距離掌骨關節約一公分左右。

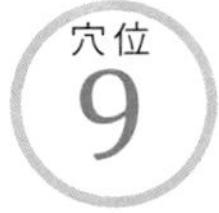

穴位9 關衝

除了頭痛之外，對耳鳴、暈眩、咽喉腫痛等也具有療效。最好是以拇指與食指夾住來按壓此穴。

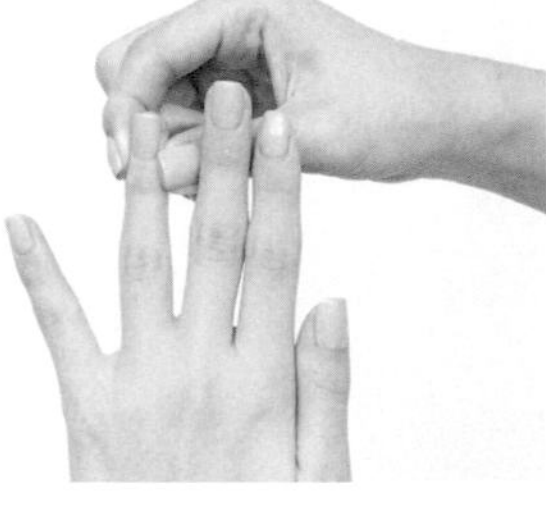

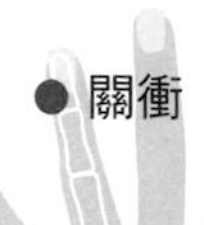

無名指的指甲邊緣（末節橈側）。靠近小指。

CONDITION

頭痛 偏頭痛

因腦內血管擴張，頭部隱隱抽痛的偏頭痛十分惱人！雖然單側性的典型偏頭痛占絕大多數，但也有雙側性的偏頭痛或後腦勺出現的頭痛病例，皆可透過穴位按摩得到紓解。

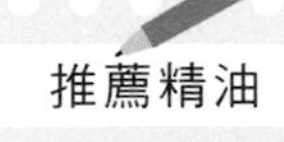

推薦精油

- 薄荷
- 胡椒薄荷
- 杜松漿果

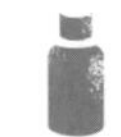

CONDITION

肩膀痠痛

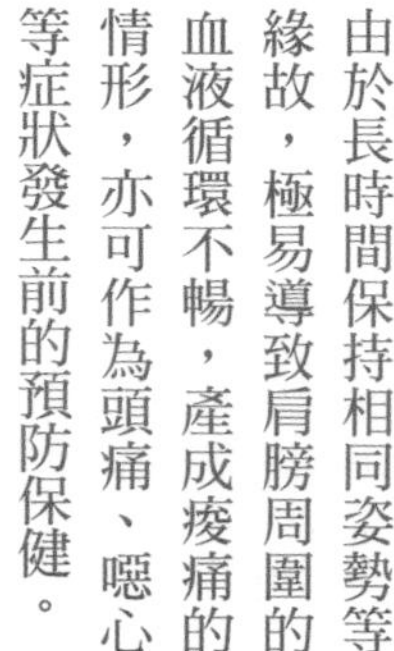

由於長時間保持相同姿勢等緣故，極易導致肩膀周圍的血液循環不暢，產生痠痛的情形，亦可作為頭痛、噁心等症狀發生前的預防保健。

推薦精油

- 薄荷
- 胡椒薄荷
- 肉桂

穴位 6 曲池

按壓此穴能活化因虛冷或壓力造成惡化的氣血循環，並使肩肘活絡輕鬆。

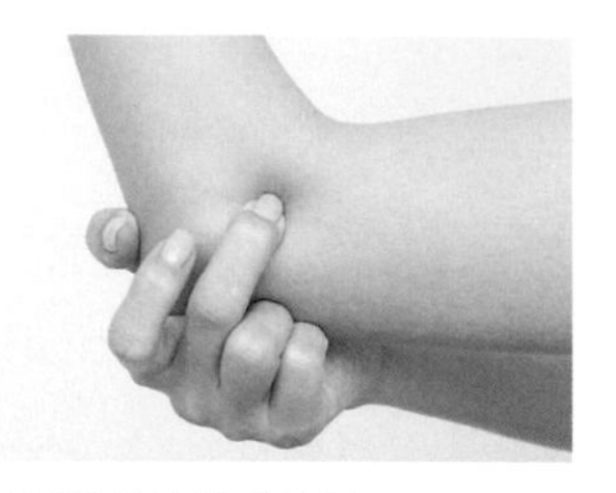

微屈手肘時形成的肘橫紋外側最邊端的部位。

曲池

 穴位 13 合谷

按壓此穴能緩解肩膀痠痛，請養成在伏案辦公的空檔，活動一下肩膀並按壓合谷穴的習慣。

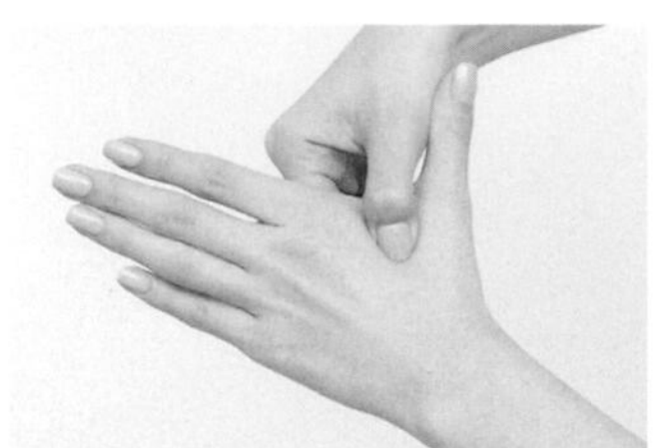

大拇指與食指掌骨間，兩骨相合的V字形凹陷處。

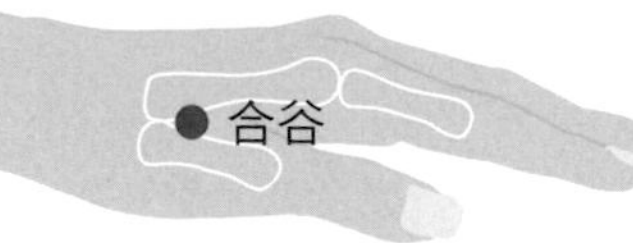

按壓穴位 ＋ 體操 減輕肩膀痠痛

透過一邊按壓穴位，一邊輕輕活動身體，進一步提升體內的循環機能。為了保持左右兩邊的平衡，應盡可能以雙手進行。

1

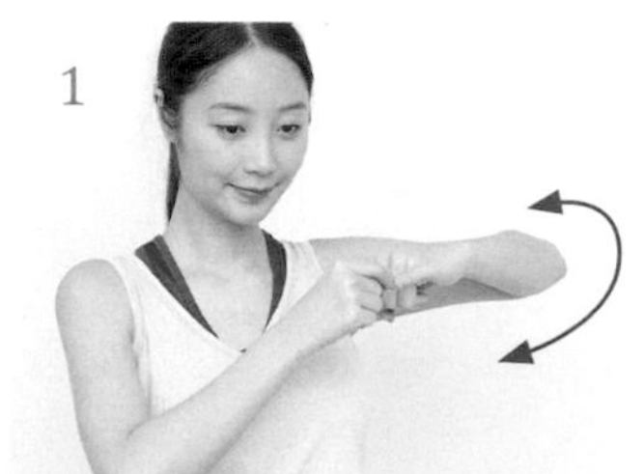

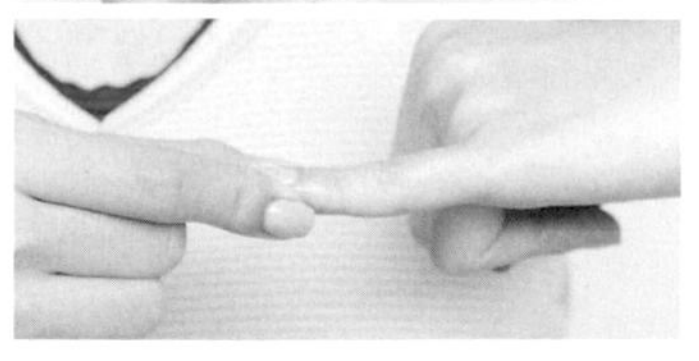

一邊捏住按壓小指的指甲兩側（少澤穴位），一邊抬起手肘與肩同齊。直接慢慢地將手肘拉至後方，再回到原處，反覆動作約5次。關鍵在於身體不可扭動，僅活動手臂。

2

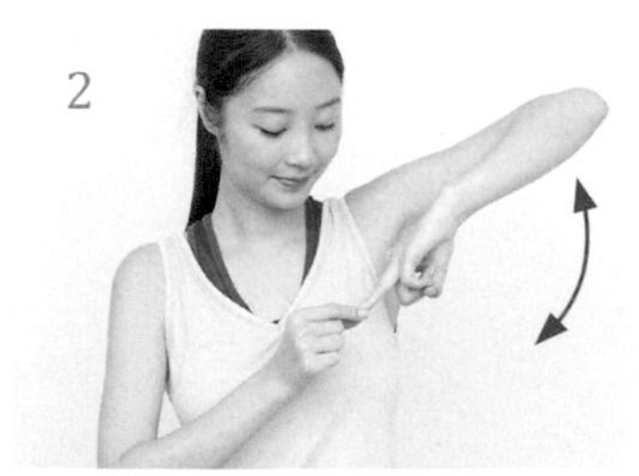

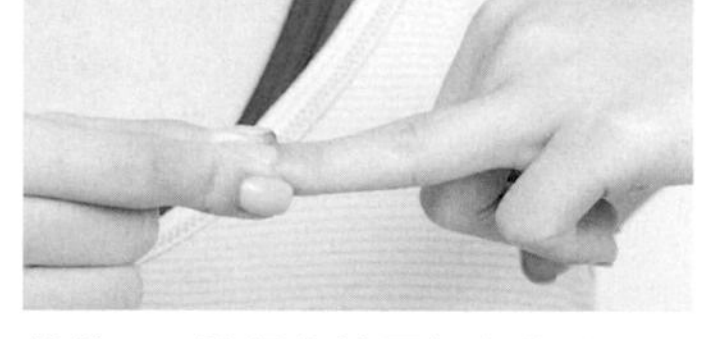

接著，一邊捏住按壓無名指的指甲兩側（關衝穴位），一邊抬起手肘與肩同齊。直接慢慢地將手肘拉至上方，再回到原處，反覆動作約5次，此時身體不可扭動。

3

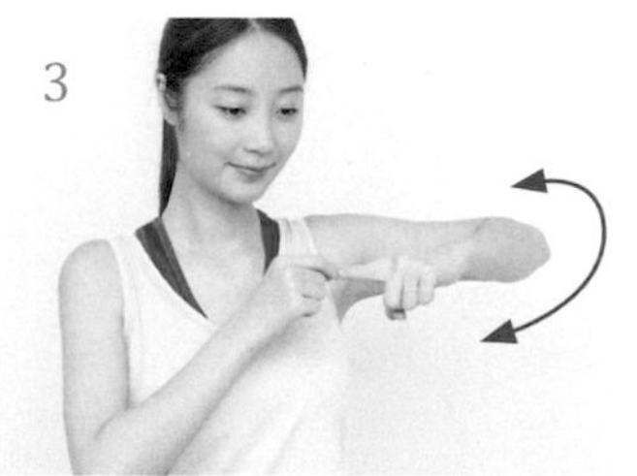

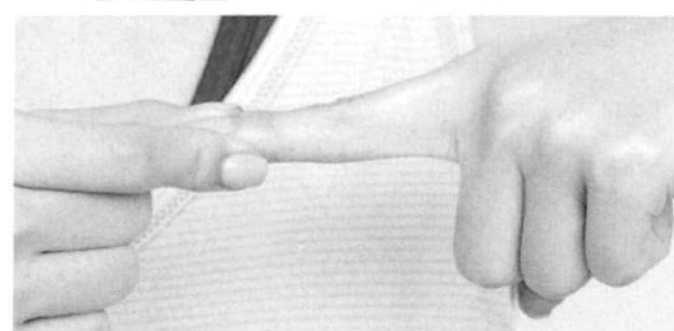

最後，再一邊捏住按壓食指的指甲兩側（商陽穴位），一邊抬起手肘與肩同齊。動作維持不變，同步驟1一樣將手肘拉至後方約5次，再回到原處。

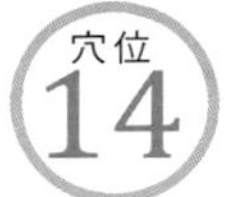

腰腿點

又稱為「腰痛點」，能緩解腰痛，疼痛時也可直接指壓腰部。

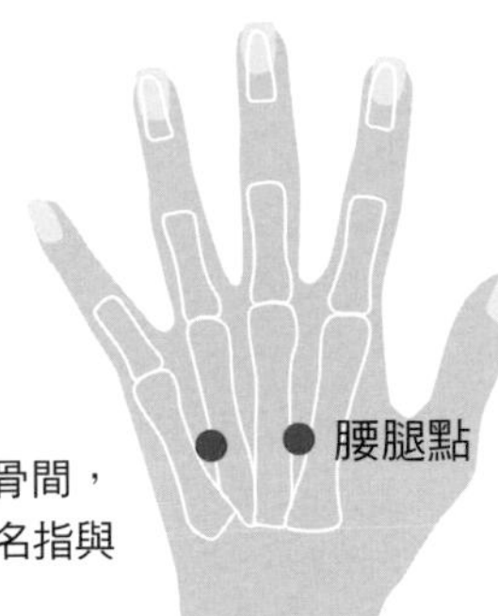

腰腿點共有兩處。一處在食指與中指掌骨間，兩骨相合的V字形凹陷處，另一處則在無名指與小指掌骨間，兩骨相合的V字形凹陷處。

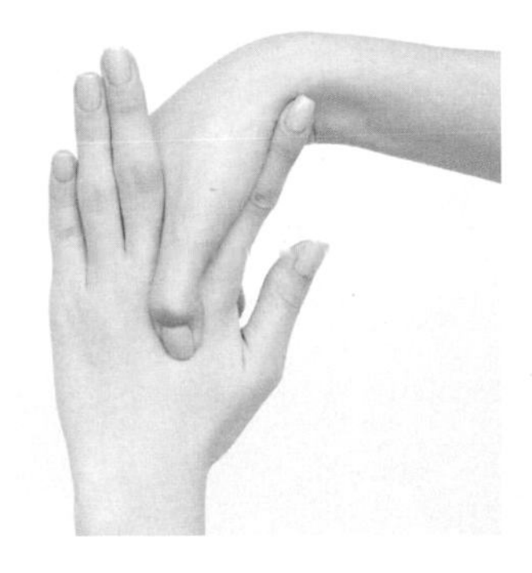

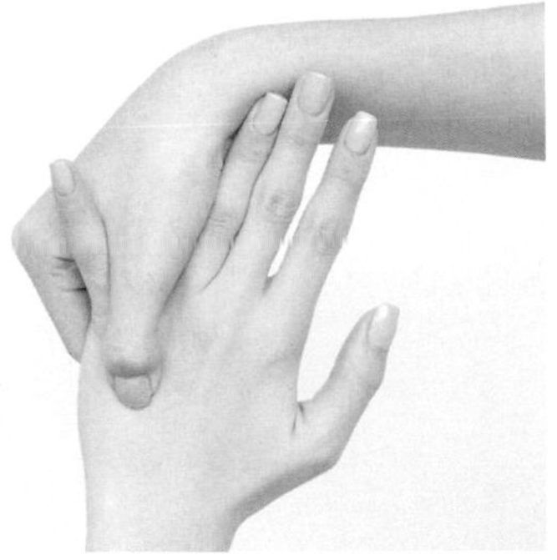

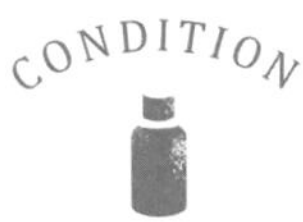

腰痛

從因為拿重物或是運動之後造成的輕微疼痛，到突然閃到腰而動彈不得的腰痛，皆可透過按壓穴位得到紓解。

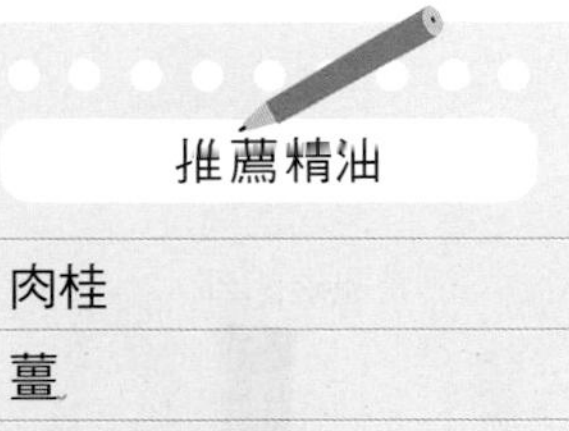

推薦精油

- 肉桂
- 薑
- 胡椒薄荷

按壓穴位 + 體操　減輕腰痛

穴位按壓體操的腰痛版。除了改善輕微疼痛或作為預防之用外，對於突然閃到腰不能隨意轉動等不舒服也很有幫助。為了保持左右兩邊的平衡，應盡可能以雙手進行。

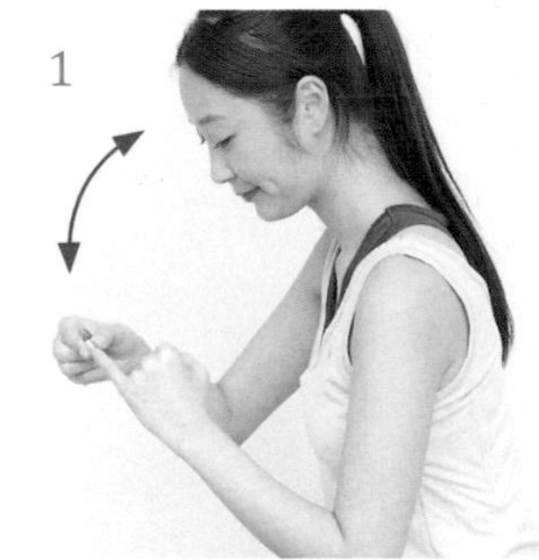

1

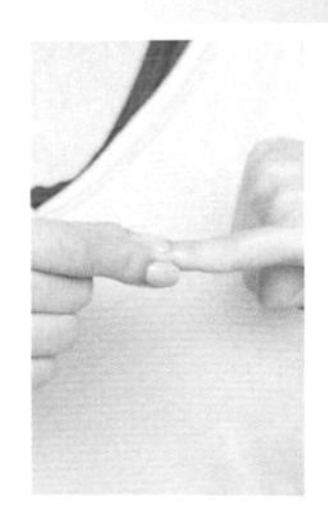

坐在椅子上，一邊捏住按壓小指的指甲兩側（少澤穴），一邊慢慢地將上半身往前後傾倒。後傾時不可過於勉強，反覆動作約5次。

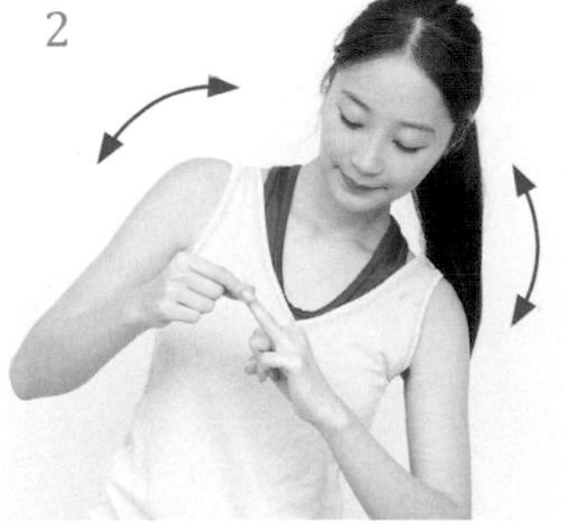

2

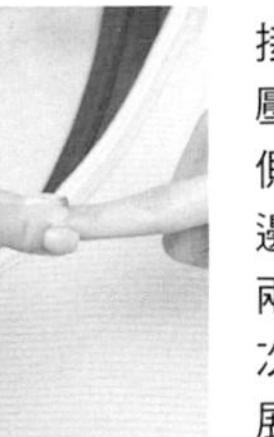

接著，一邊捏住按壓無名指的指甲兩側（關衝穴），一邊將上半身往左右兩邊傾倒大約5次。在背骨直接伸展的狀態下，注意動作是從腰部以上整個傾倒。

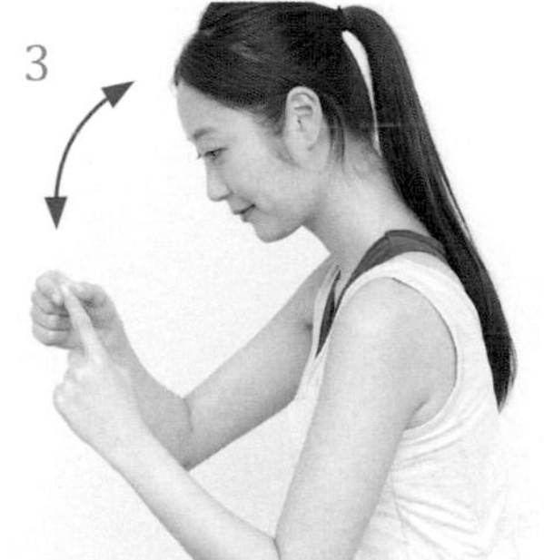

3

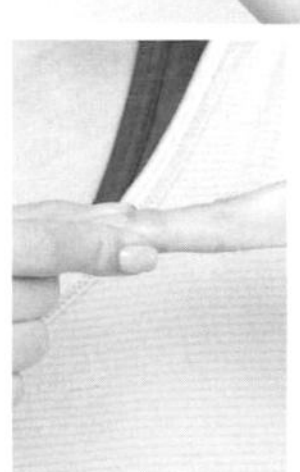

最後，再一邊捏住按壓食指的指甲兩側（商陽穴），一邊同步驟1一樣將上半身往前後傾倒，反覆動作約5次。

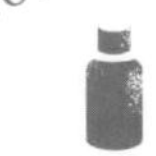

CONDITION

調節消化系統・呼吸系統的穴位

此二穴具有能夠同時調節胃腸等消化系統，及肺或氣管等呼吸系統之功能。因為是具有廣泛效果的穴位，建議可納入日常保健項目中，再加上對應各種不同症狀的穴位加以按摩會更具效果。

穴位 13 合谷

按壓此穴既有調胃整腸的功效，還能一併改善肺部機能。一邊感受舒爽的刺激感，一邊按壓。

合谷

大拇指與食指掌骨間，兩骨相合的V字形凹陷處。

穴位 3 魚際

拇指球肌群在東方醫學裡亦稱為魚腹，位在上方隆起處的穴位就是魚際。沿著大拇指的掌骨尋找，即可發現對刺激有強烈感覺的穴位。

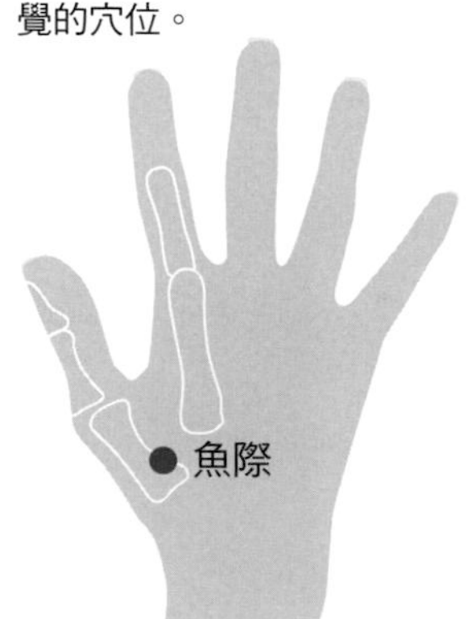
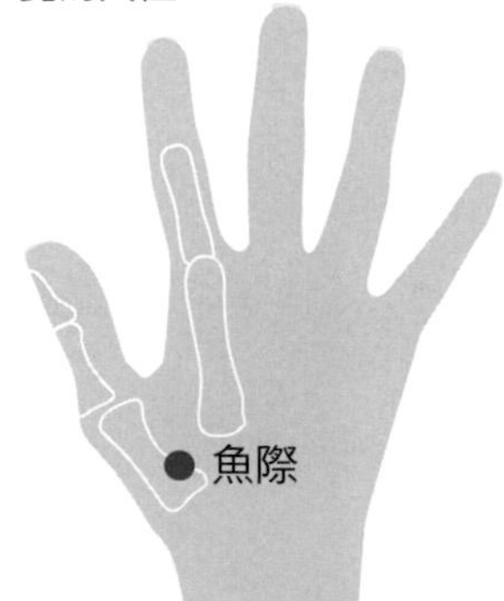

拇指本節隆起的中央。

CONDITION

下痢

下痢與便祕可說是一線之隔，兩種症狀都可以按摩刺激能活化腸道的穴位得到緩解。

合谷

（→穴道位置請參照右頁圖）

下痢點

按摩此穴可緩解如通勤等時候突然襲來的下痢症位。但食物中毒或細菌感染除外。

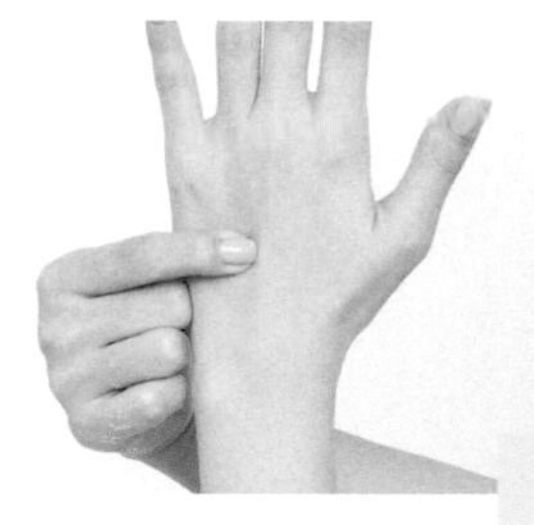

中指與無名指掌骨間，兩骨相合的V字形凹陷處。

薑

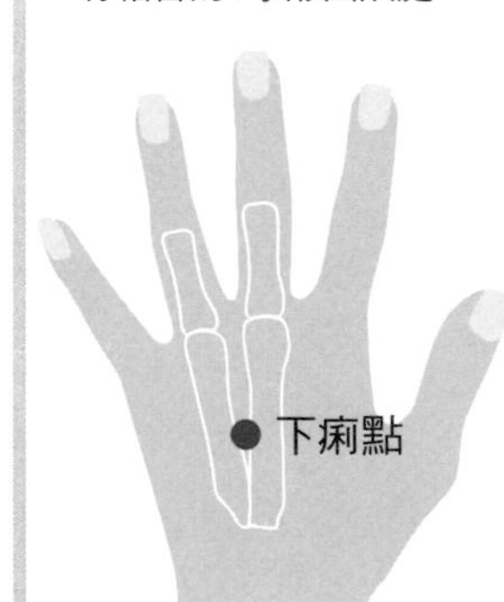

CONDITION

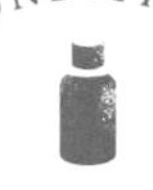

便祕

針對腸蠕動功能緩慢，排便不順造成的便祕。由於是造成皮膚粗糙或肥胖的原因，所以應該趁早改善。

穴位 13

合谷

（→穴道位置請參照右頁圖）

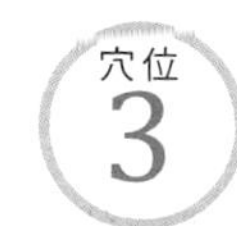

魚際

（→穴道位置請參照右頁圖）

薑

CONDITION

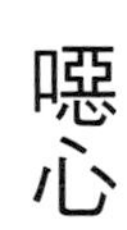

噁心

因為宿醉或暈車等原因出現噁心症狀時，可試著慢慢地按壓此二穴位。

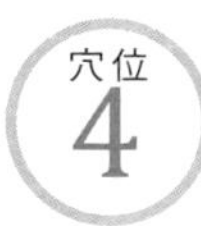

內關

噁心想吐或暈車時可按摩此穴，亦具有去除腦神經緊張，安定自律神經的功效。

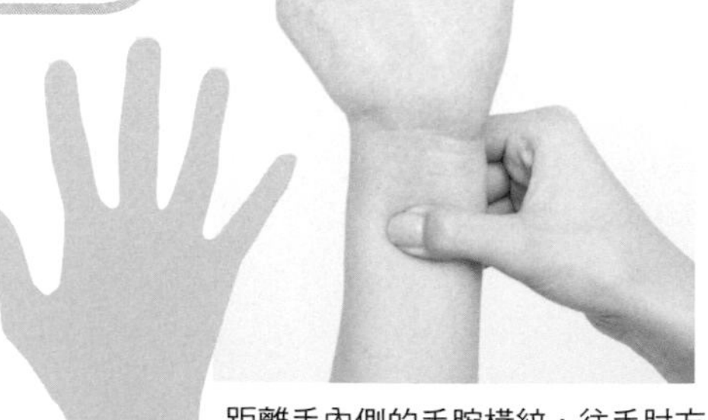

距離手內側的手腕橫紋，往手肘方向約三根手指幅寬處的手腕中央。

合谷

（→穴道位置請參照右頁）

推薦精油

乳香

檀香

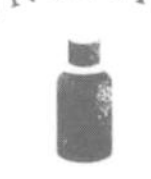

CONDITION

喉嚨痛・咳嗽

按壓此二穴可緩解對感冒初期症狀的喉嚨痛，或是久咳不癒的咳嗽。請搭配養成漱口的習慣吧！

穴位 5 尺澤

針對喉嚨痛或呼吸不順等呼吸系統不適，按壓此穴位對上述病狀效果良好，對紓緩咳嗽特具效果。

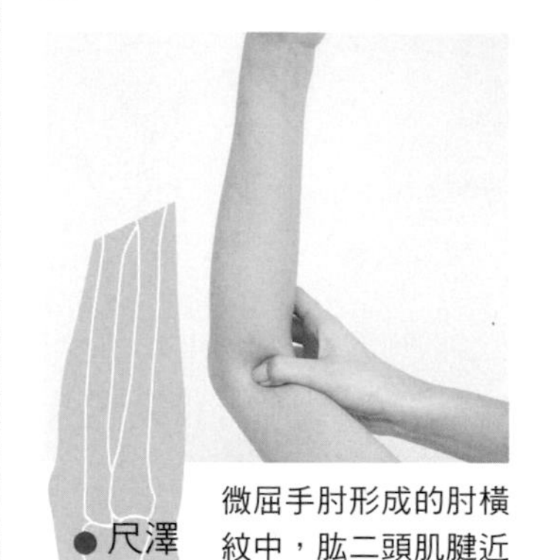

微屈手肘形成的肘橫紋中，肱二頭肌腱近拇指橈側緣的凹處。

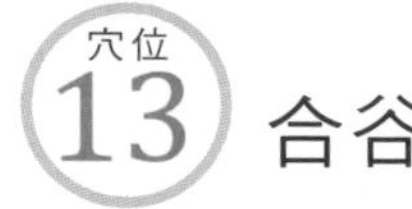

穴位 13 合谷

（→穴道位置請參照左頁圖）

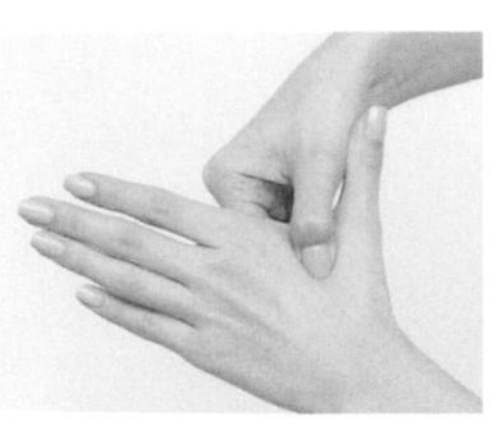

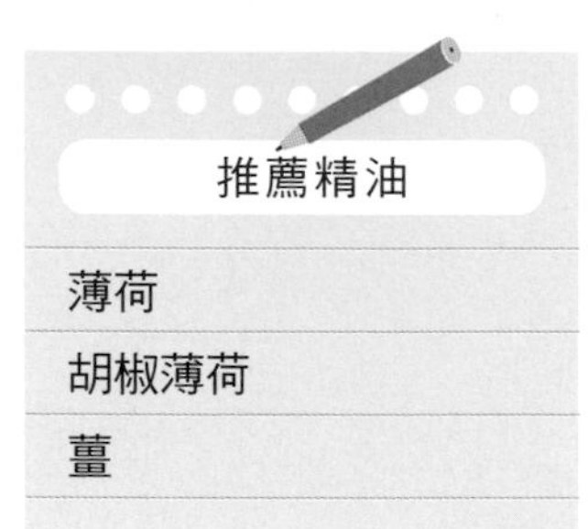

推薦精油
薄荷
胡椒薄荷
薑

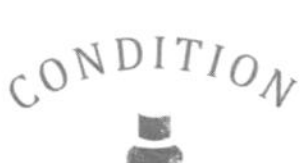

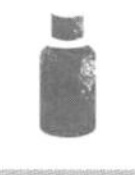

感冒

被稱為是萬病之源的感冒，得在惡化之前，先一步消滅。按摩穴位有助疏血通絡，增強免疫力。

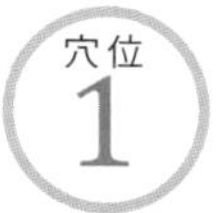

穴位 1 手心

按摩手掌中心部位的「手心」，可推動末稍血管運行，促進血液循環，進而溫暖身體。

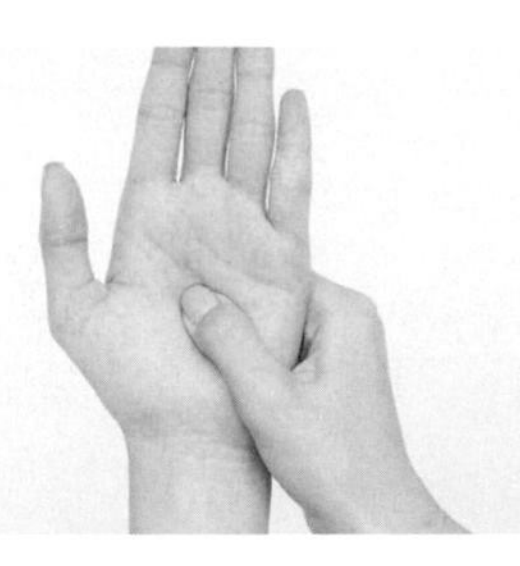

手掌中央的凹陷處。

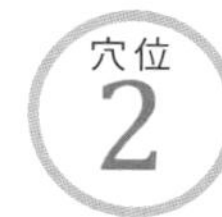

穴位 2 勞宮

按摩此穴可消除全身疲勞，恢復元氣。由手腕側向手指側往上揉推般的按壓。

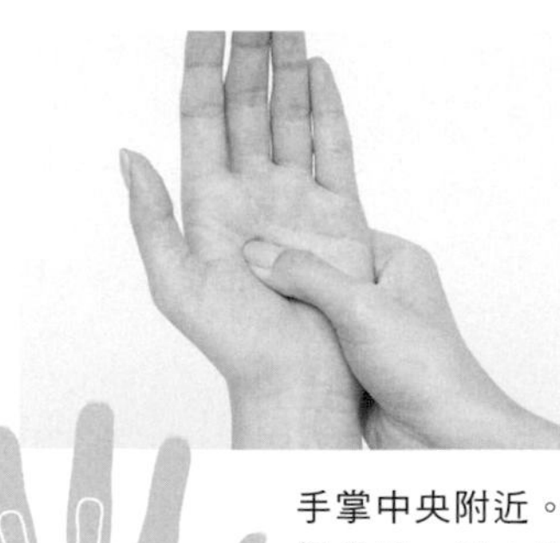

勞宮　手心

手掌中央附近。握拳時，以中指屈向掌心，指尖所觸之處。

穴位 3 魚際

（→穴道位置請參照P.46）

推薦精油
薄荷
胡椒薄荷
薑

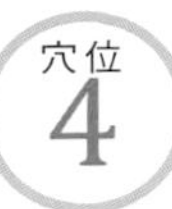

穴位 4 內關

按摩此穴可調節自律神經，安定荷爾蒙平衡。也具有解除不安情緒與放鬆心情的效果。

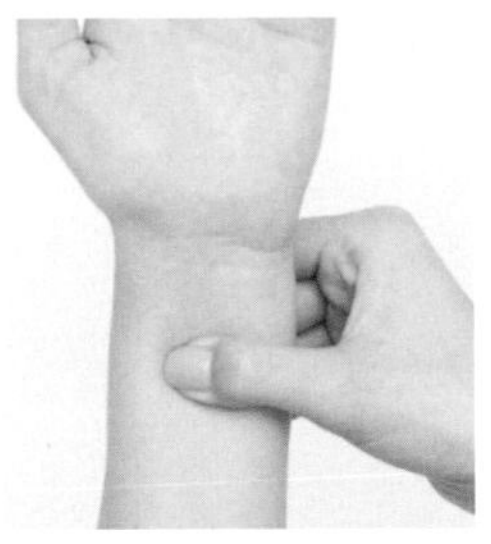

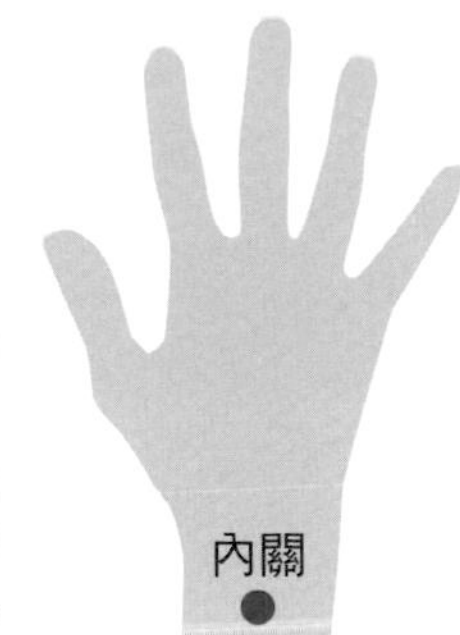

距離手內側的手腕橫紋，往手肘方向約三根手指幅寬處的手腕中央。

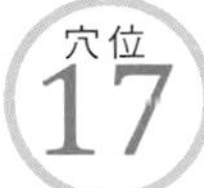

穴位 17 陽池

按摩此穴可調節自律神經，安定荷爾蒙平衡。同時具有促進手腳血液循環及改善虛冷體質的功效。

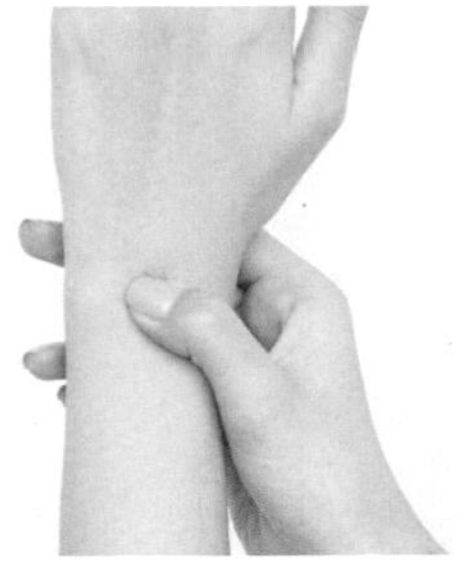

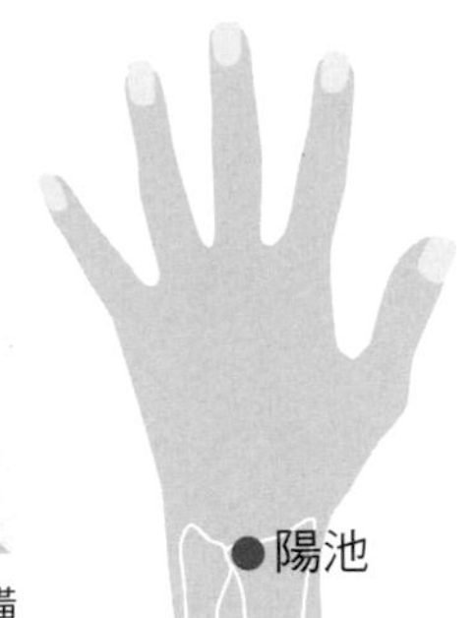

手腕向上翹起時，腕背橫紋中央的凹陷處。

CONDITION

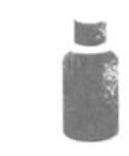

調節荷爾蒙

當生活壓力過多或睡眠不足持續累積時，女性荷爾蒙很容易產生失調，發生混亂。從平時開始，一有驚覺，就按摩穴位吧！

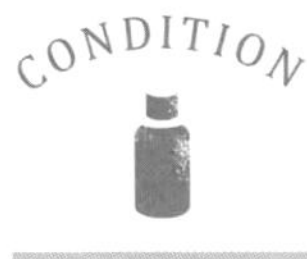

推薦精油

- 檀香
- 乳香

穴位 13 合谷

按摩此穴可調節女性荷爾蒙失調混亂，很有效果。除了生理痛，對於面皰、皮膚粗糙也同樣有效，可稱為女性守護者的穴位。

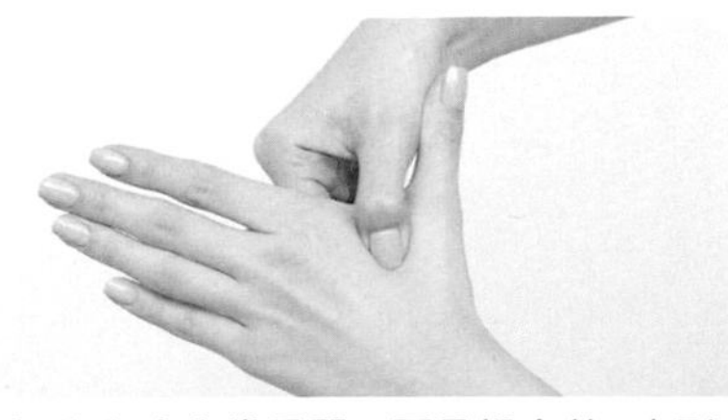

大拇指與食指掌骨間，兩骨相合的V字形凹陷處。

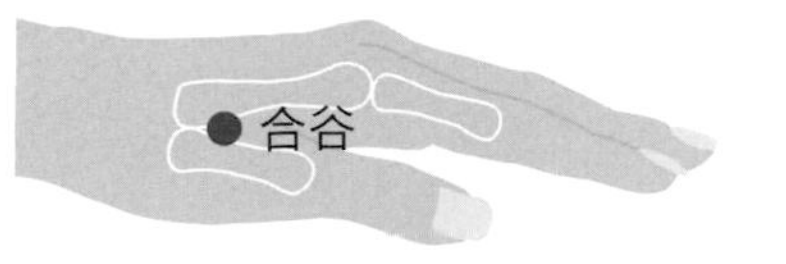

CONDITION

經痛

針對經期時所引起的腹痛、腰痛，以及生理不順等症狀，不妨按壓溫暖腰部周圍、調節荷爾蒙平衡的穴位吧！

穴位 13

合谷

（→穴道位置請參照左圖）

推薦精油

- 薑
- 乳香

CONDITION

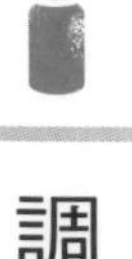

調節自律神經

維持生命不可欠缺的自律神經系統，由於極易受到不規律的生活或是壓力而發生紊亂，不妨試著以穴位按摩來調整吧！

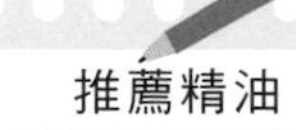

推薦精油

- 檀香
- 乳香

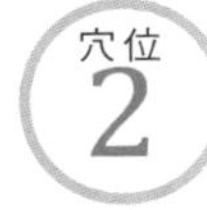

穴位 1 手心

按摩此穴能給予身體活力，使人正向積極。對於緩和緊張也同樣具有功效。

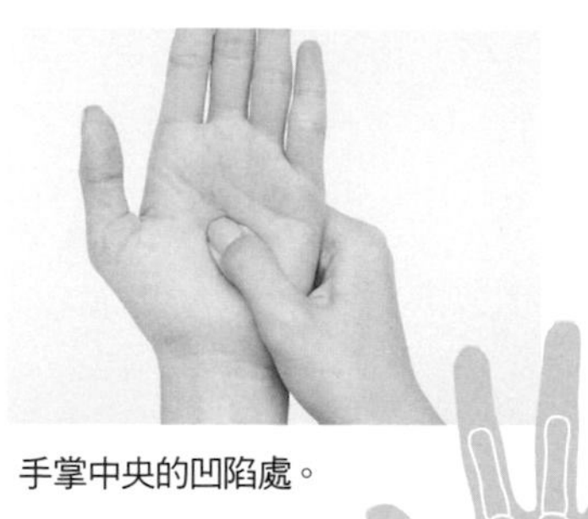

手掌中央的凹陷處。

穴位 2 勞宮

按摩此穴能調整自律神經的平衡，並緩解因倦怠感、心神不寧等精神上的疲累所導致的各種症狀。

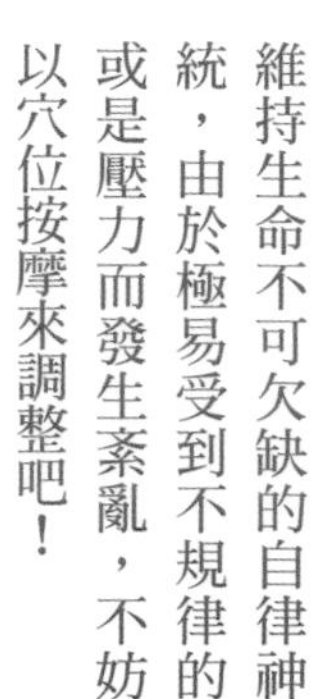

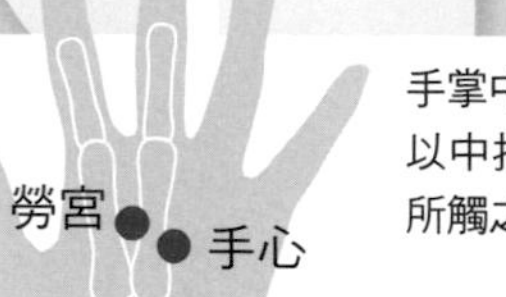

手掌中央附近。握拳時，以中指屈向掌心，指尖所觸之處。

CONDITION

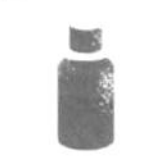

心神不寧壓力

因壓力而感到精神疲憊，甚至情緒失控時，不妨先作個深呼吸，並刺激相應穴位。

推薦精油

- 檀香
- 乳香
- 杜松漿果

穴位 4 內關

按壓此穴可調節自律神經，消除心神不寧的症狀。一旦感受到壓力時，請以穴位按摩使心情放輕鬆。

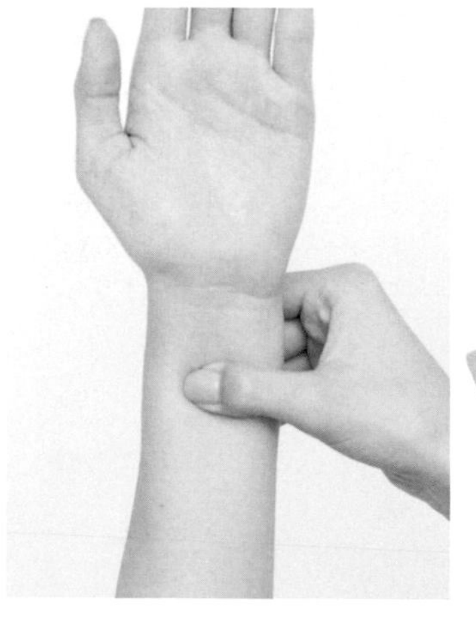

穴位 2 勞宮

（→穴道位置請參照上方）

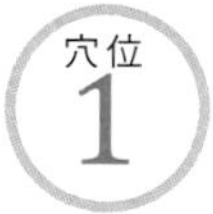

穴位 1 手心

（→穴道位置請參照上方）

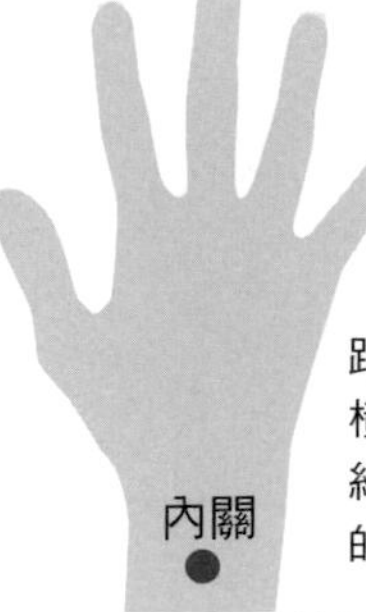

距離手內側的手腕橫紋，往手肘方向約三根手指幅寬處的手腕中央。

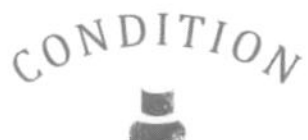

按壓穴位做健康管理

CONDITION

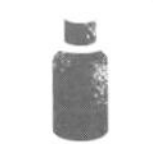

提神醒腦

為了在工作或K書中趕走睡意，不妨進行穴位按摩，促進腦部的血液循環吧！

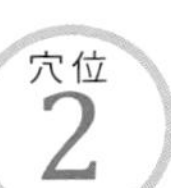

穴位 2 勞宮

（→穴道位置請參照右頁圖）

穴位 1 手心

（→穴道位置請參照右頁圖）

穴位 8 中衝

（→穴道位置請參照下方圖）

推薦精油

- 迷迭香
- 杜松漿果
- 薄荷
- 胡椒薄荷

CONDITION

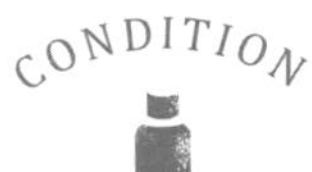

憂鬱情緒

心情不佳、提不起勁、對小事鑽牛角尖等，出現憂鬱傾向的時候，建議透過穴位按摩來緩解。

穴位 2 勞宮

（→穴道位置請參照右頁圖）

穴位 1 手心

（→穴道位置請參照右頁圖）

穴位 17 陽池

按壓此穴具有調節自律神經的功效，亦可消除手腳冰冷，讓人湧現正向積極能量。

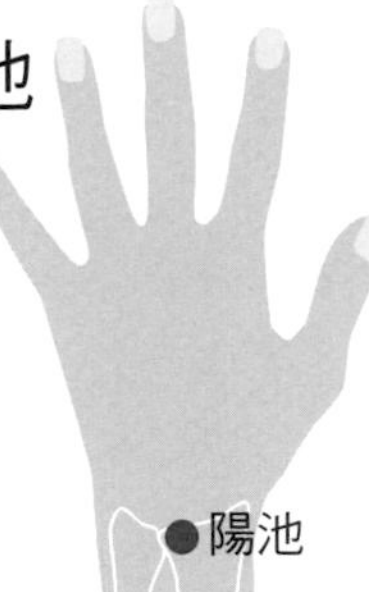

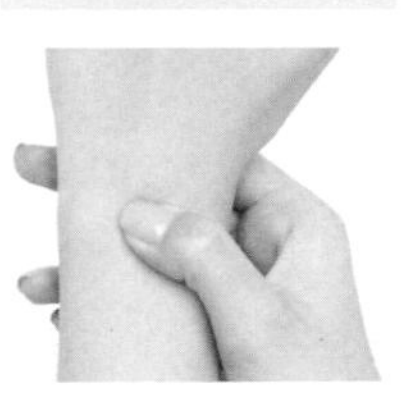

推薦精油

- 薄荷
- 胡椒薄荷
- 佛手柑

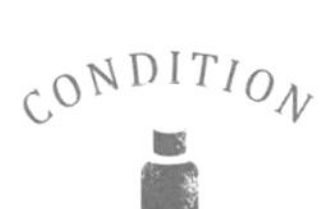

手腕向上翹起時，腕背橫紋中央的凹陷處。

CONDITION

失眠

明明筋疲力盡，卻睡不著，當無法熟睡而又不能消除疲勞恢復體力時，建議透過穴位按摩來緩解。

穴位 8 中衝

按壓此穴可緩解失眠亦能提神醒腦。以令人舒服的力道按壓，便能幫助入睡，用力按壓則有助於提神醒腦。

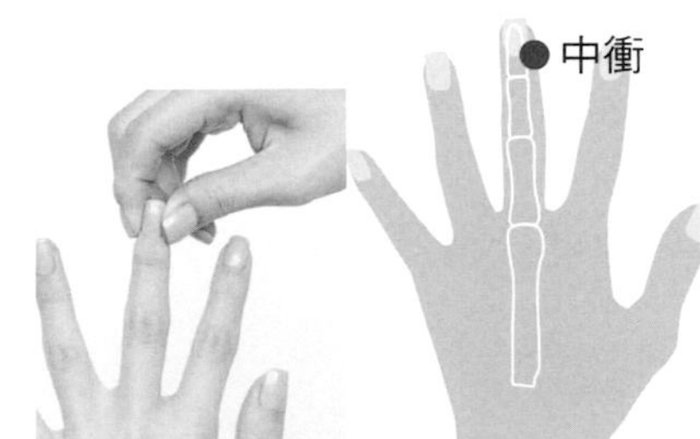

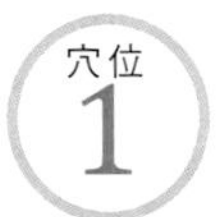

穴位 2 勞宮

（→穴道位置請參照右頁圖）

穴位 1 手心

（→穴道位置請參照右頁圖）

中指的指甲邊緣（末節橈側），靠近食指。

推薦精油

- 檀香
- 乳香

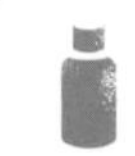

CONDITION

腱鞘炎

因運動、操作電腦或過度勞損手指所引起的腱鞘炎，極易變成慢性病而難以治癒，因此要趁早預防保健。

推薦精油

- 迷迭香
- 乳香

穴位 16 陽谿

按壓此穴除了可緩解腱鞘炎之外，也能預防糖尿病。請注意刺激的力道要特別放輕。

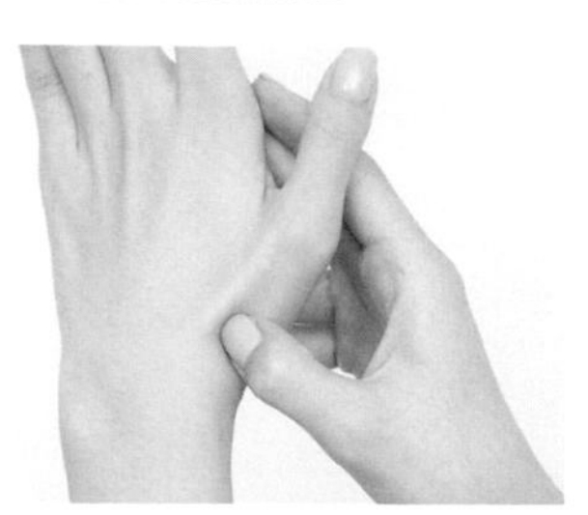

拇指向上翹起時，浮現的拇短伸肌腱與拇長伸肌腱之間的凹陷處。

陽谿

穴位 6 曲池

按壓此穴位可以緩解從手延伸至整個手臂的疼痛。為避免傷到肌腱，請輕輕地按壓吧！

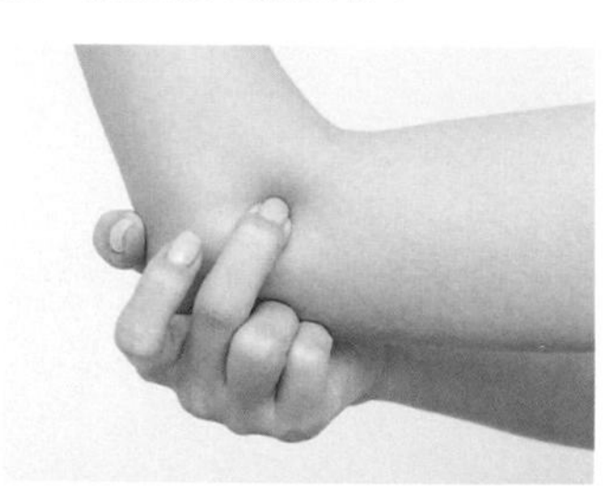

微屈手肘時形成的肘橫紋外側最邊端的部位。

曲池

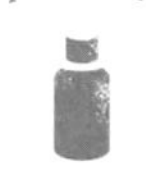

CONDITION

皮膚粗糙

便祕或腸胃潰瘍、荷爾蒙失調等都是原因之一，可透過穴位按摩排除病因，並提高身體的新陳代謝。

推薦精油

- 乳香
- 檀香

穴位 4 內關

按壓此穴能夠安撫因壓力而引起的不安情緒，以及調節荷爾蒙平衡，也可提高新陳代謝。

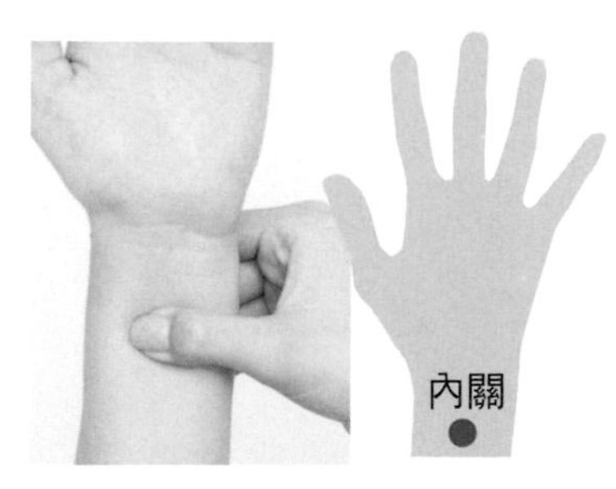

距離手內側的手腕橫紋，往手肘方向約三根手指幅寬處的手腕中央。

穴位 6 曲池

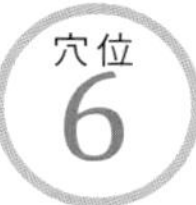

（→穴道位置請參照上方圖）

穴位 13 合谷

按壓此穴可以整腸健胃，並調節女性荷爾蒙失調，對治療面皰或皮膚粗糙也深具效果。

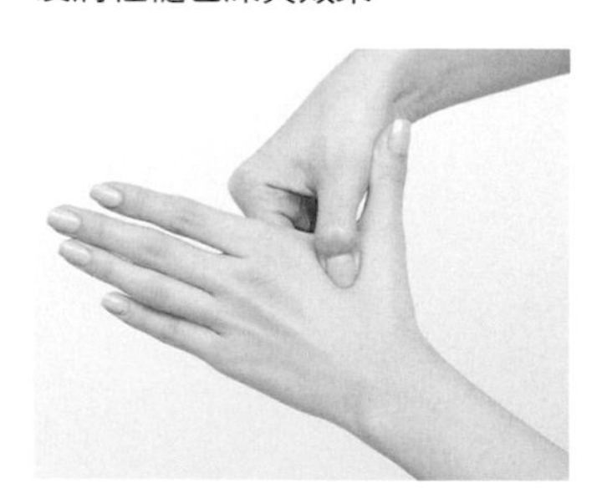

大拇指與食指掌骨間，兩骨相合的V字形凹陷處。

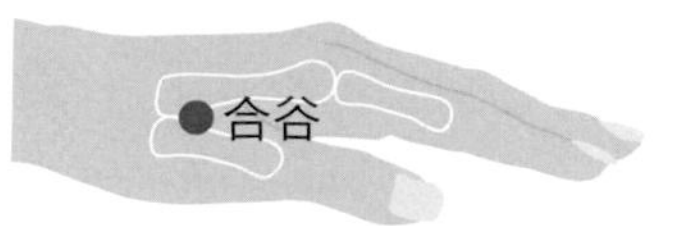

CONDITION

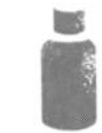

虛冷症・減重

當感覺手腳冰冷時，按摩穴位不但可擺脫虛冷症，可提高新陳代謝，亦可達到減重的效果。

穴位 2 勞宮

按壓此穴可調節自律神經的平衡以提高代謝能力，消除疲勞恢復體力，並將能量送達全身。

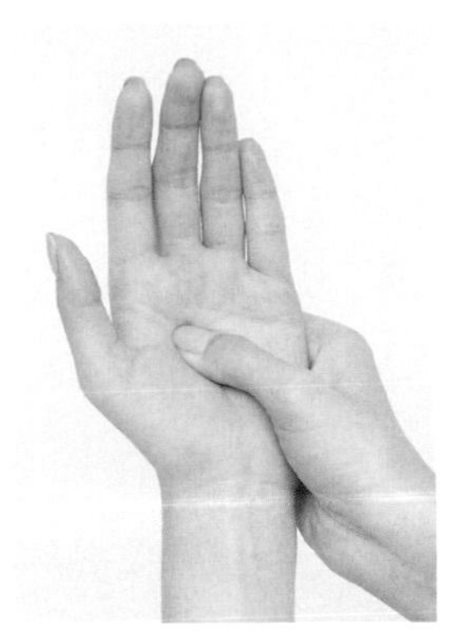

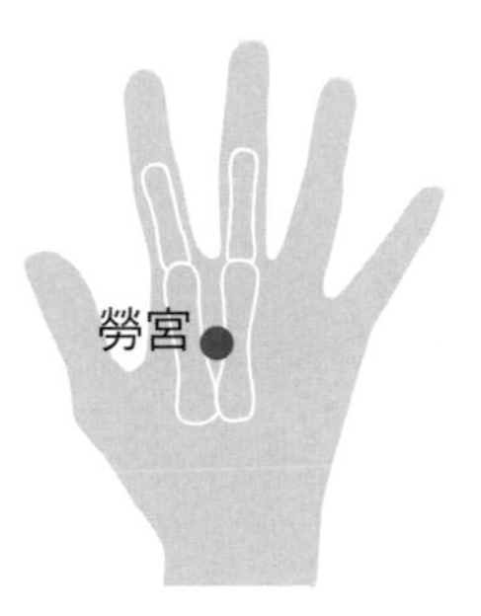

手掌中央附近。 握拳時，以中指屈向掌心，指尖所觸之處。

穴位 1 手心

按壓此穴可促進自律神經運作，給予身體活力，使心情也能正向積極。

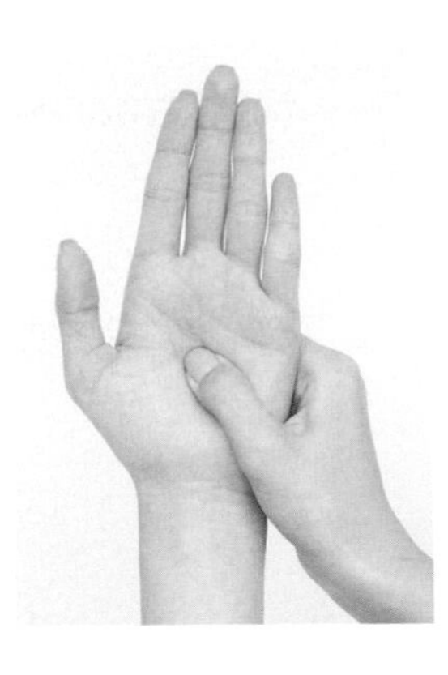

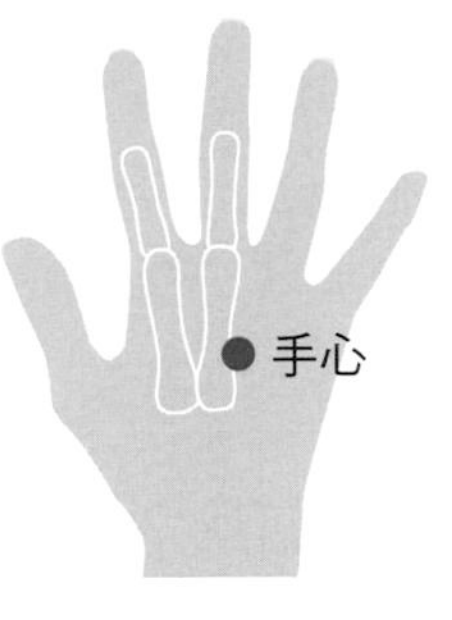

手掌中央的凹陷處。

穴位 17 陽池

按壓此穴具有調節自律神經的功效，消除手腳冰冷，讓人湧現正向積極能量。

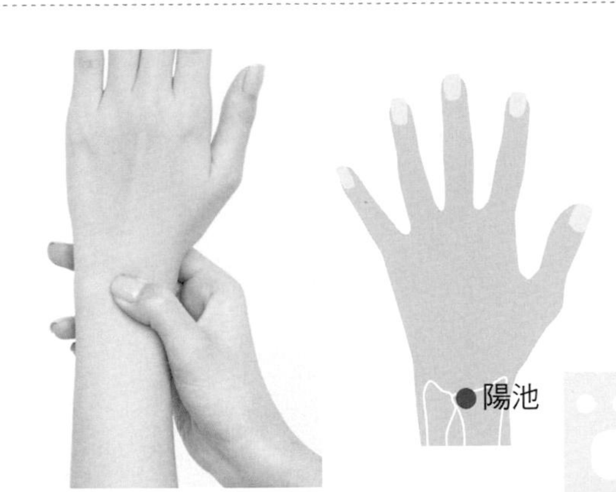

手腕向上翹起時，腕背橫紋中央的凹陷處。

拔指 （→請參照P.54至P.55）

推薦精油	
虛冷症	薑
	乳香
減重	薑
	迷迭香

DVD

拔指健康法

刺激匯集了重要穴位之指尖的「拔指健康法」。
因為具有各種不同的效用，請務必養成按摩習慣，健康地生活每一天吧！

穴位密集在指尖處。在東方醫學裡，認為所謂的「氣」乃由指尖的穴位流向全身，因此指尖的穴位是極為重要之處。

刺激穴位密集的指尖

刺激如此重要指尖穴位的方式，就稱為「拔指健康法」。以另一手的手指捏住各指的指甲邊緣，按壓大約5秒之後，捏住的手指在維持施力狀態下，將被捏住的手指拔起似地脫出。脫離時，施加的力道要有能發出啪一聲般的用力。

只要按摩每根手指，血液循環就變得順暢，手也會跟著溫熱起來。且由於各指的穴位皆具有其各自不同的效果，因此拔指健康法的療效也是五花八門。不妨每天施行二至三次的「拔指」，來保持身心的健康吧！

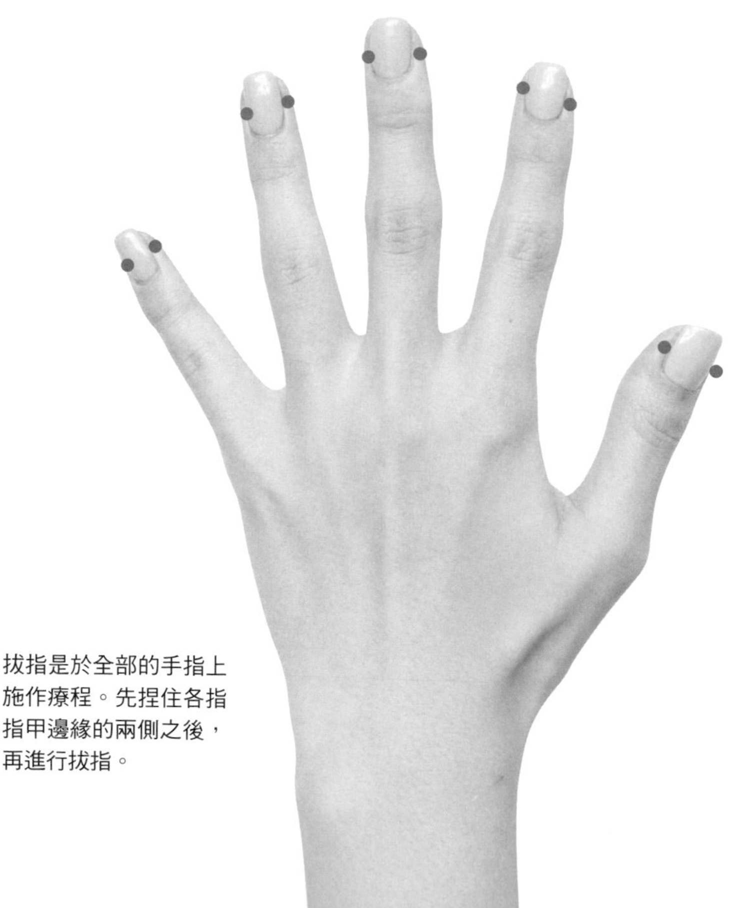

拔指是於全部的手指上施作療程。先捏住各指指甲邊緣的兩側之後，再進行拔指。

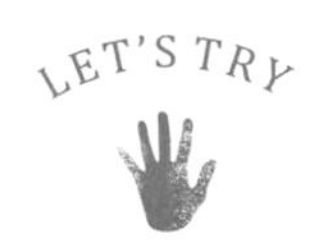

一天二至三次，持續30秒，神輕氣爽

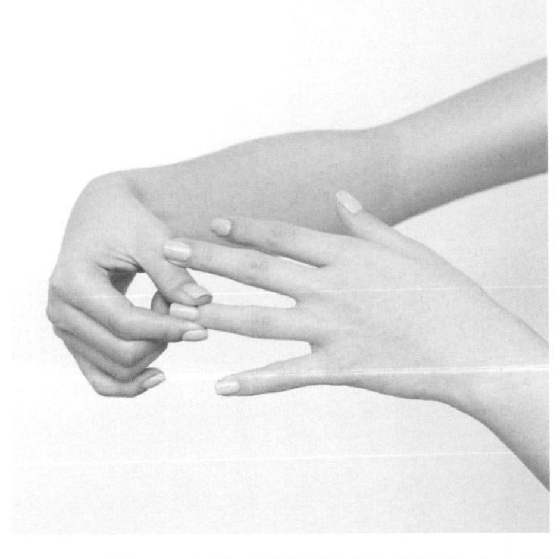

1 以另一手的手指捏住指甲邊緣（末節橈側），用力按壓大約5秒。此時，被捏住的那手要先放鬆。

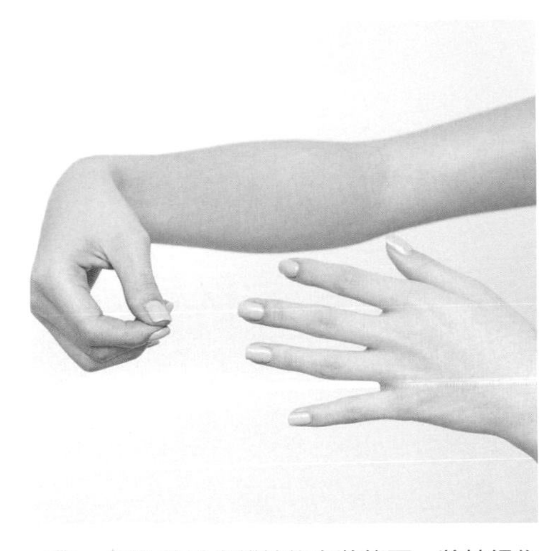

2 捏住的手指維持施力狀態下，將被捏住的手指拔起似地脫出，力道以能發出啪的一聲般用力即可，於全部的手指上施行此法。

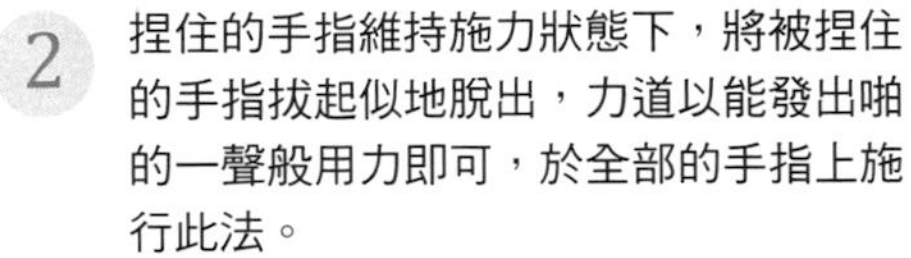

這種時候，最推薦！

消除疲勞恢復體力

當無法擺脫全身疲累時，或是感到精神倦怠時，除了能夠促進血液循環或淋巴流動順暢，並有助於消除疲勞恢復體力，更可推動自律神經的作用，因此心情得以清爽愉悅，並喚醒身心的活力。

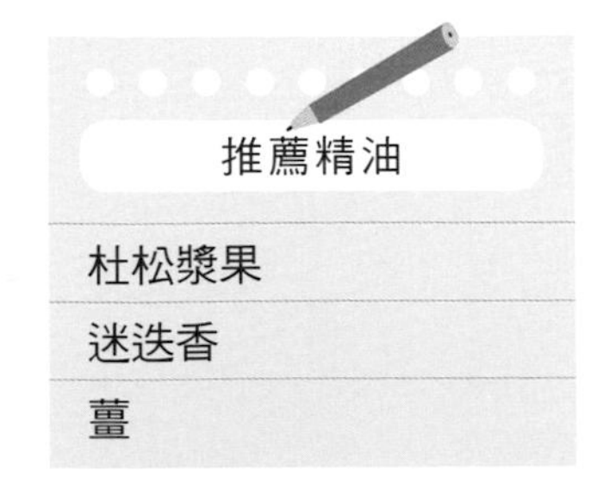

推薦精油

- 杜松漿果
- 迷迭香
- 薑

提升免疫力

只要改善自律神經失調的問題，免疫機能就會跟著提高，並可預防各種疾病的發生。另若透過「拔指」來促進血液循環，不但體溫會上升，身體的免疫力或代謝率也會因而增強，是改善體質的最佳捷徑。

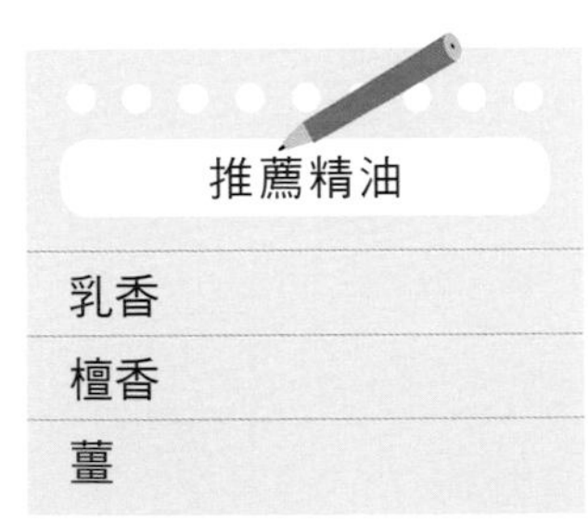

推薦精油

- 乳香
- 檀香
- 薑

活化腦部

只要施作「拔指」法，腦部的血液循環也會隨之提升，因此還有助於消除睡意、提升集中力、預防健忘……特別推薦在一天的開始時，或是想要重振精神時，進行「拔指」法。

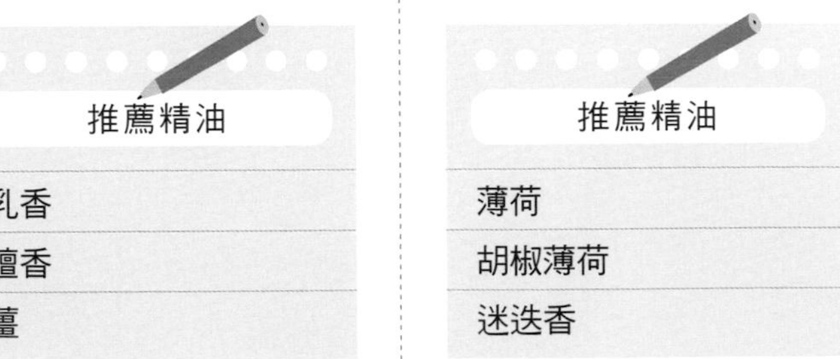

推薦精油

- 薄荷
- 胡椒薄荷
- 迷迭香

其他適用狀況 虛冷症．減重。

手部按摩

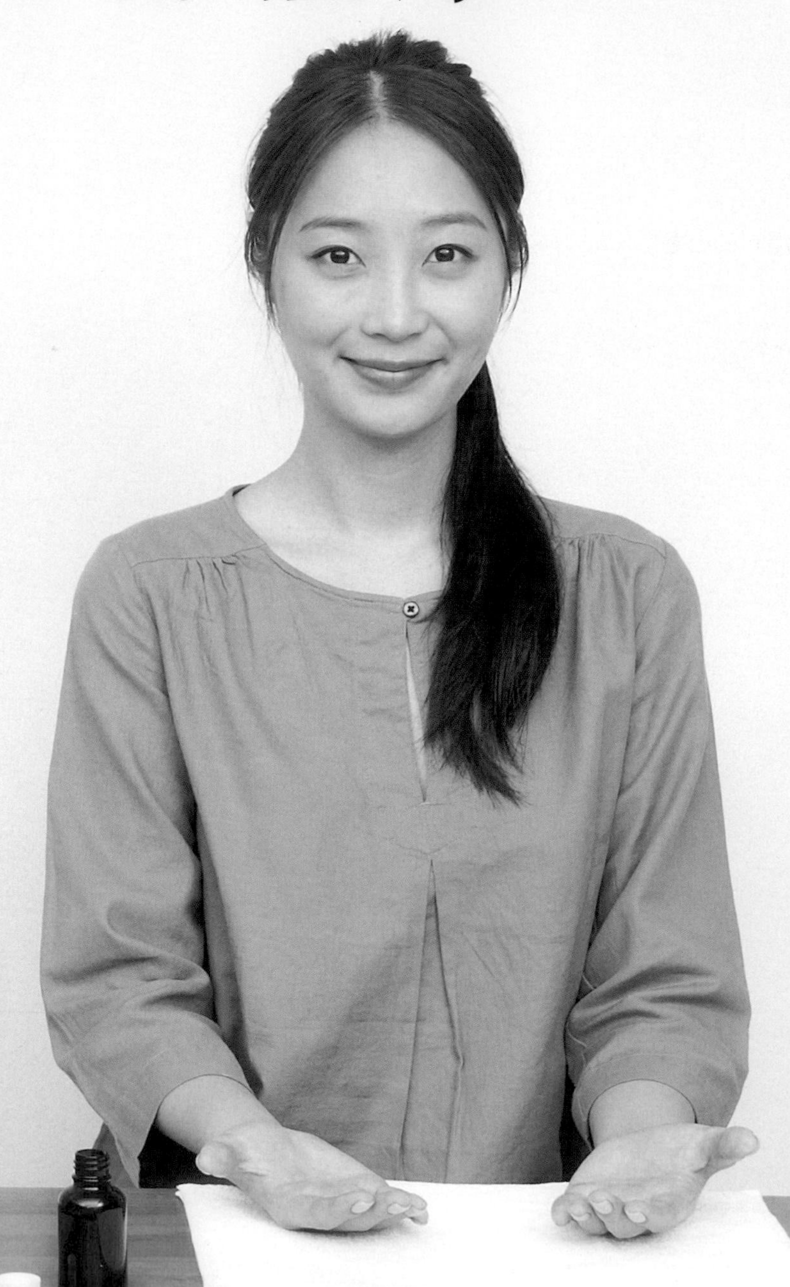

[PART 2]

一份最簡單不過的療癒禮物

為重要的他施行的

觸摸對方的手，溫柔地給予按摩，是任何人都能付出的一份簡單禮物。

對家人、對朋友們、對生病的人，甚至是作為志工的身分。

伴隨身心的療癒，把你溫暖的心意傳遞給對方吧！

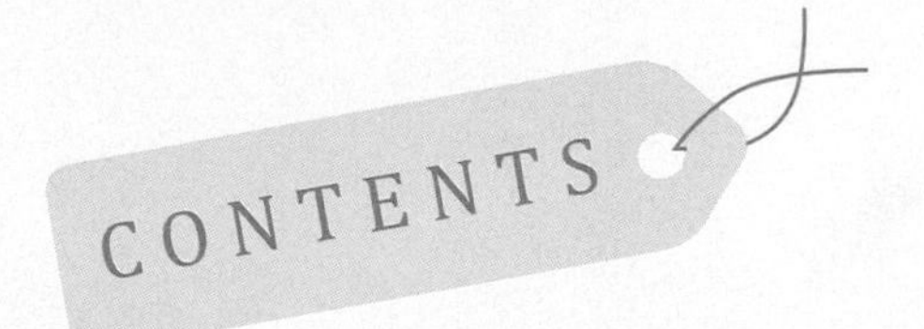

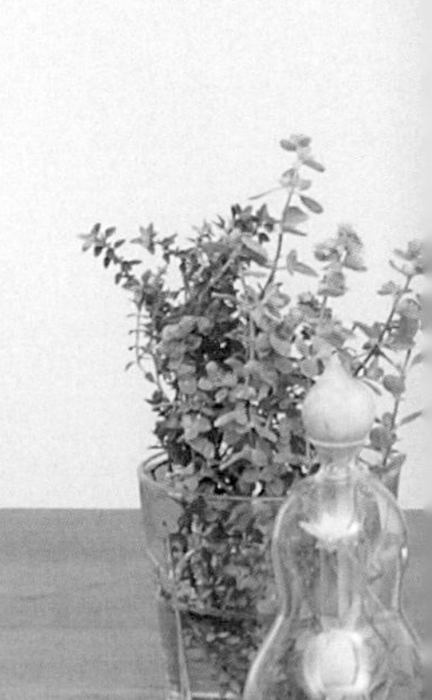

愛護親友的暖手保養

手是非常敏感的部位。在接觸對方的手之前，讓我們先來複習注意事項吧！將這份細緻的關懷化為療癒的力量，傳遞給對方。

事前準備

大致上需要準備按摩油（參照P.20至P.21）與兩條毛巾。由於按摩油有助於潤滑按摩的手，同時也具備了植物療法的效果（參照P.18），因此請依照對方的喜好來選擇香味。毛巾除了預防按摩油沾到桌子或衣服之外，還會因其本身舒適的觸感，帶來令對方感到放鬆的效用。

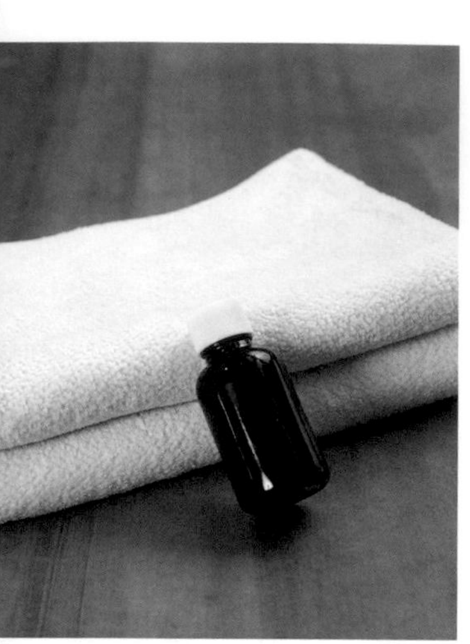
請準備兩條毛巾與按摩油吧！

感受對方的需要

只是機械式地進行按摩，無法讓人真正感受到舒服的感覺。既然都已經接觸到對方重要的手部了，對方的身體狀況如何，按摩時要用多少力道對方才會覺得舒服，必須隨時設身處地為對方著想。「這裡會不會痛呢」、「這個姿勢是否會不舒服」……最好能一邊詢問，一邊進行！

也可以藉由閒話家常的聊天方式，來解剖對方的心思。對方開始抱怨起日常生活中的壓力等話題時，也不妨側耳傾聽。不需要特別給對方什麼建議，重要的是去貼近對方的內心感受。

為了能像上述般接納對方，最好在進行手部保健之前，先調適好自己的心態，做好心理建設。

取下飾品

修剪指甲、取下飾品、清潔雙手。這些動作在按摩自己的手時也很重要，為了在觸摸他人的手時避免傷到對方，產生不舒服的感覺，請務必遵守。亦請避免用冰冷的雙手接觸，使對方驚嚇，可以事前先將雙手浸泡熱水，或是幫自己按摩，先溫熱自己的雙手也是非常重要的一環。

配合對方的狀態

若對健康者施作，照正常的保健療程來進行是沒有問題的；但如果面對身體不適的人，或是手指彎縮無法伸直的人時，則應保持在不勉強的可行範圍內來進行。因為生病等緣故，而對進行保健按摩感到有所不安的情況發生時，請事先向本人或其家人、醫生等，確認是否可以進行按摩。

進行手部保健的姿勢

中間隔著桌子，面對面的情況

將兩條毛巾重疊後，攤開鋪在桌面上，再讓對方的手放在上面。由於桌子的高度過高或過低，都會增加手臂的負擔，因此不妨利用緩衝墊等物品來加以調整。

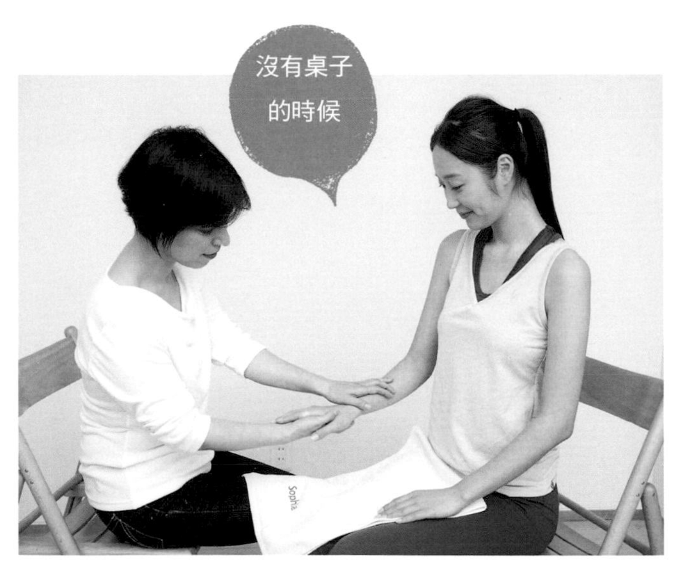

將毛巾攤開置於膝上，並於其上進行，以對方的手臂不必抬起來為佳，因此施行者務必以手來支撐，或於膝蓋的正上方進行。除此之外，對於無法起身的人，也有可能直接以臥床等姿勢來進行。在此情況下，為了不造成對方的負擔，也應該要特別注意手臂的角度。

雙手15分鐘！

15分鐘保健療程

DVD

一邊引導對方放鬆，一邊好好地緩解其手臂與手指的緊繃感，使其全身感到舒暢。雖然並非高難度的技法，但是為了避免讓對方產生不適感，不妨先拜託身旁熟識的人來累積練習的經驗。只要練習到能夠一邊輕鬆愉快地聊天一邊進行按摩，這樣從容不迫的程度，應該就OK了。

STEP 1 以毛巾裹住手臂，輕輕抓握。

START!

1 將兩條毛巾重疊置於桌面，手臂輕放於上，以一條毛巾從手臂包裹至手肘處。

不要突然肢體接觸，透過以毛巾包裹的動作，可緩和對方緊張的情緒。

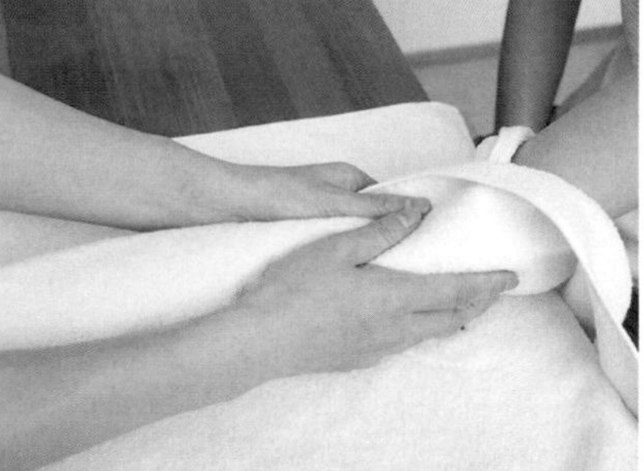

2 從手肘到手臂，一邊稍稍地挪動位置，一邊以雙手的手掌包覆，逐漸一點一點地輕放力道予以握住。

STEP 2 以兩手包覆對方的手，感受對方的體溫。

打開毛巾握著對方的手，並以雙手溫柔地包覆著。去感受對方的體溫，一邊開口關心說「你的手好冰喔」、「你的手好溫暖喔」等，一邊讓對方習慣彼此的接觸，如此進行會比較恰當。

STEP 3 輕輕刺激指尖與指關節。

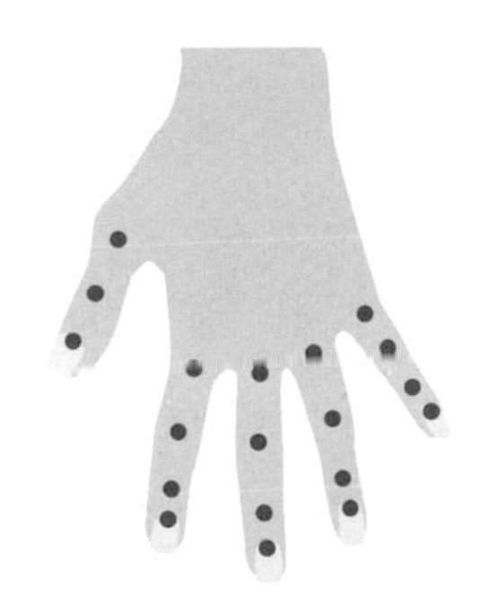

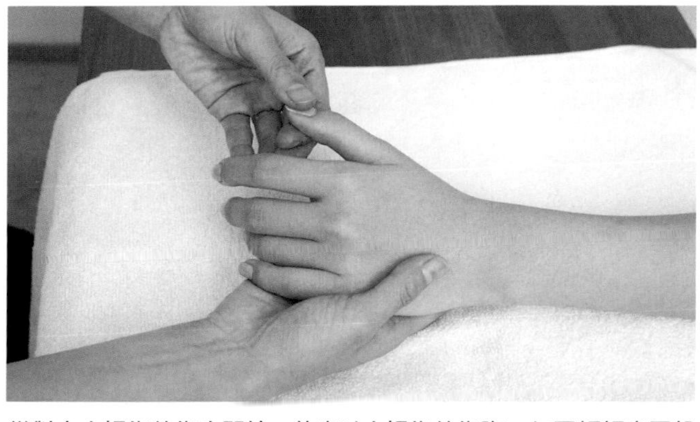

從對方大拇指的指尖開始，依序以大拇指的指腹，如同輕輕畫圓般的給予溫和的刺激。慢慢地增長時間，施於全部的指尖與關節。不要光只是撫摸皮膚的表面，更應以觸及骨頭般的感覺來進行按摩。

STEP 4 轉動手腕關節。

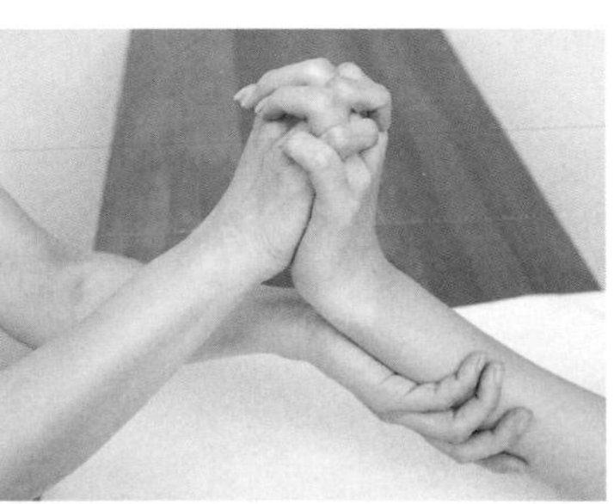

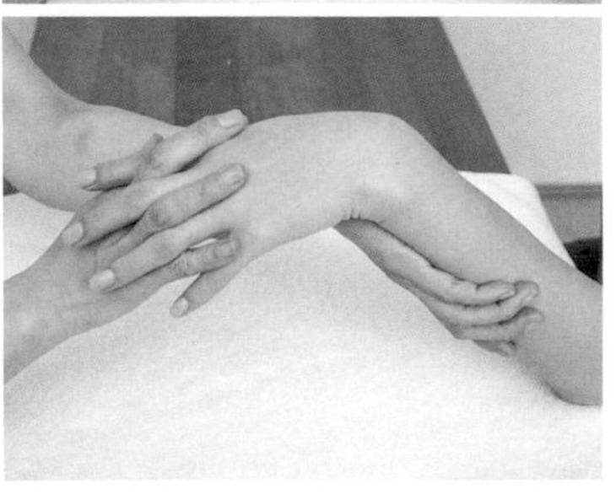

一邊撐扶著對方的手臂，一邊與其雙手緊扣，並將其手腕往前後側倒，並向右、向左地轉動。力道不宜過強，應緩慢且輕柔地進行。

STEP 5 取適量按摩油，以雙手勻開。

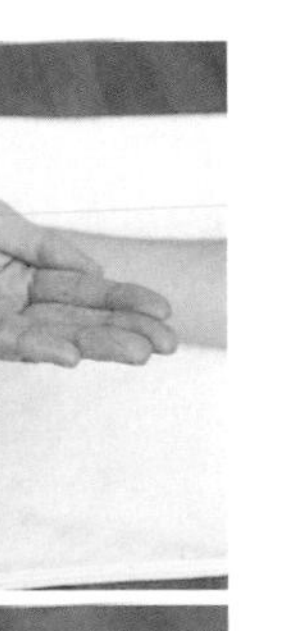

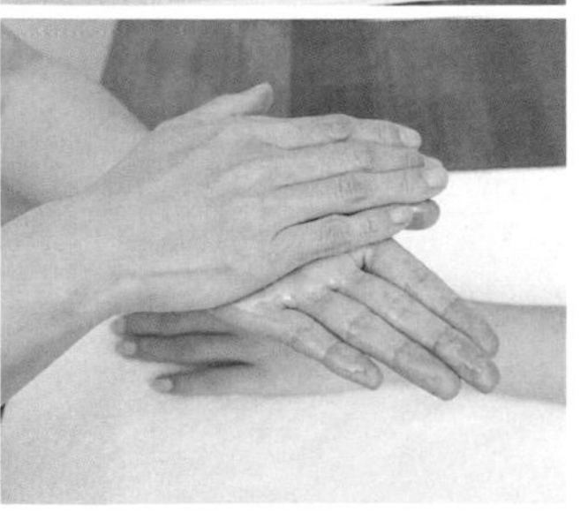

取少量按摩油（參照P.20至P.21）於手掌中，一邊將油於手掌中勻開，一邊使之溫熱。

STEP 6 取按摩油從手背至手肘處塗勻。

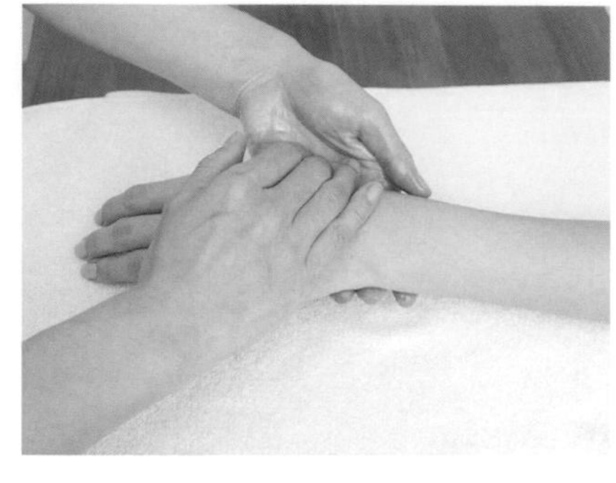

1 使手掌緊貼著對方，溫柔地搓擦手背至手肘處。

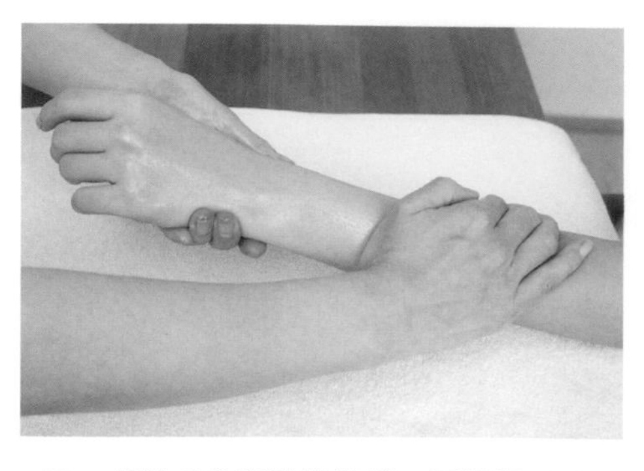

2 保持手掌緊貼的狀態，再慢慢地推回來，將按摩油塗勻整隻手。

進行按摩期間，以自己的一隻手來撐扶著對方的手。

STEP 7 溫和搓擦手背至手肘處。

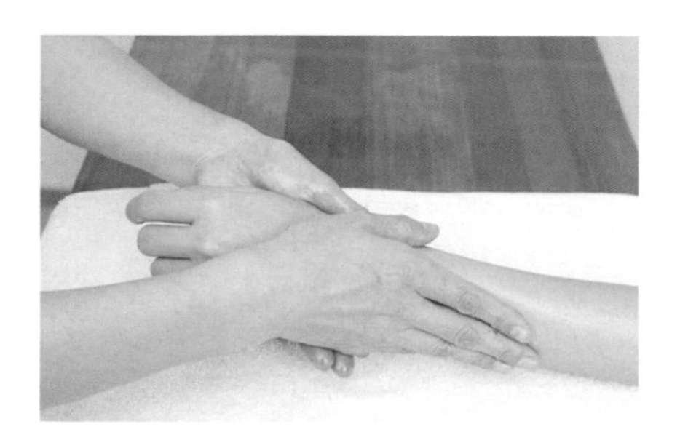

1 手掌緊貼著對方，溫柔地搓擦。

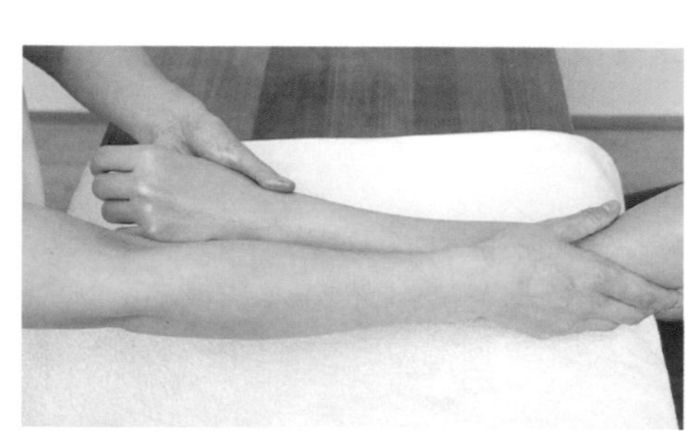

2 輕柔地一路往上搓擦至手肘處。

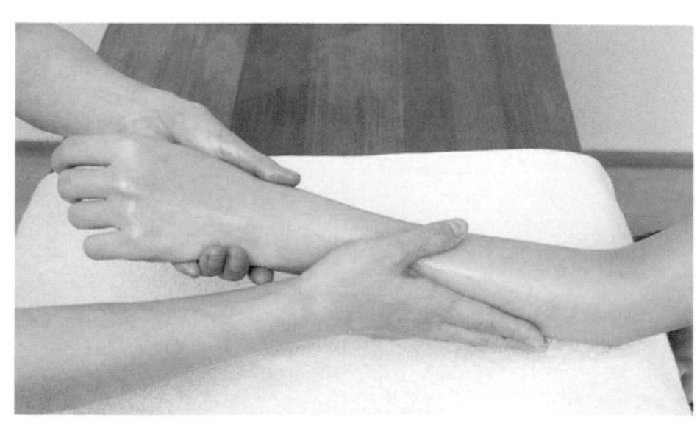

3 保持手掌緊貼的狀態，一邊溫和的搓擦手臂內側，一邊回到手背處。用雙手進行。步驟1至3的動作大致重複3次。

STEP 8 按揉鬆弛手腕至手肘的肌肉。

手心側

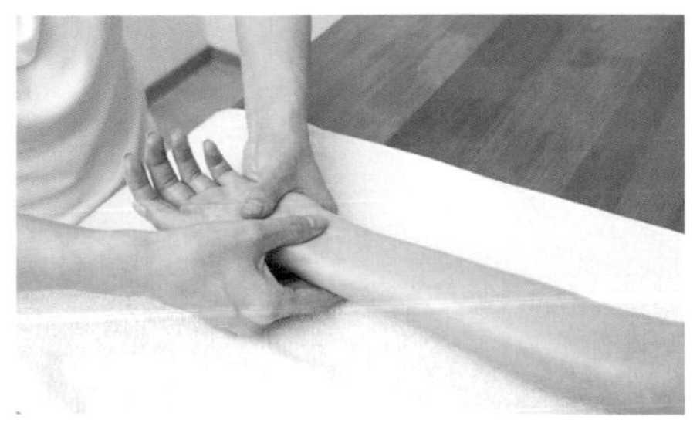

1 以大拇指的指腹，從手心側的手腕中央往手肘內側的中央，如向上推按般地搓擦。

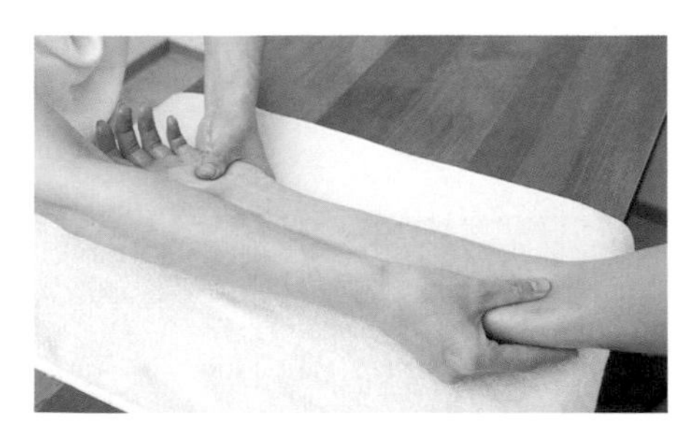

2 按摩至手肘處時，即以整個手掌一邊溫柔地搓擦按摩手臂，一邊返回手腕處。重複數次步驟1、2的動作。

手背側

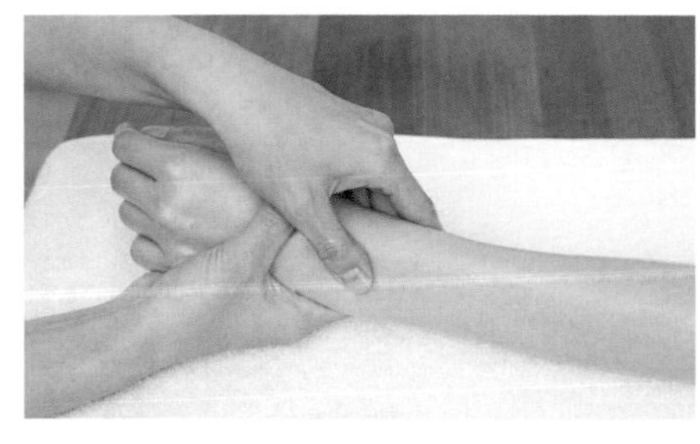

1 以大拇指的指腹，從手背側的手腕中央往手肘方向，如向上推按般地搓擦。

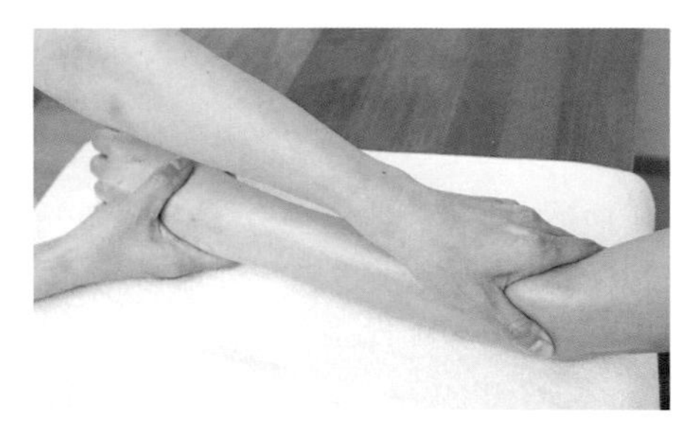

2 按摩至手肘處時，即以整個手掌一邊溫柔地搓擦按摩手臂，一邊返回手腕處。重複數次步驟1、2的動作。

觸摸經常使用的肌肉或肌腱，可鬆弛痠痛的僵硬感。

1、2

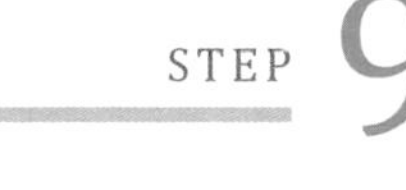

STEP 9 輕柔地搓擦按摩手肘

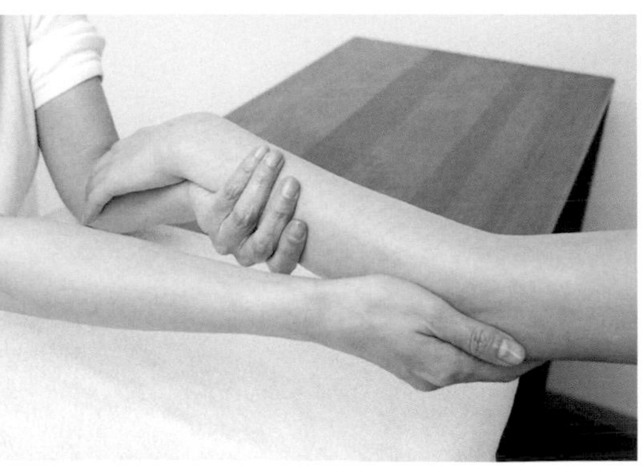

以整個手掌包覆手肘緊貼著，依畫圓方式進行數次搓擦按摩。

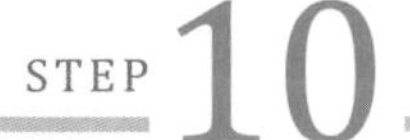

STEP 10 搓擦按摩手背側的手腕中央與手踝處。

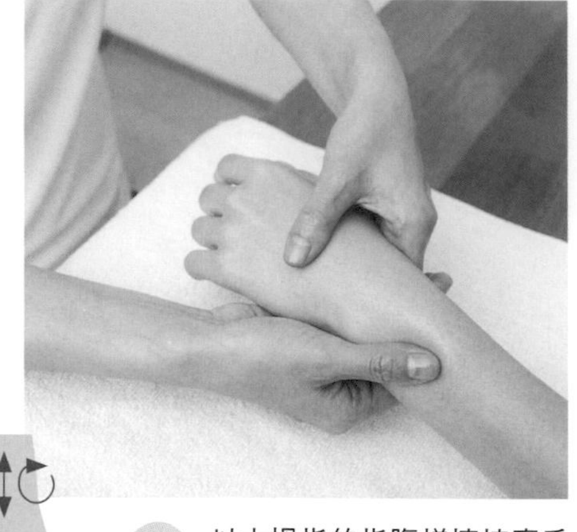

1 以大拇指的指腹搓擦按摩手背側的手腕中央，大致來回進行數次。

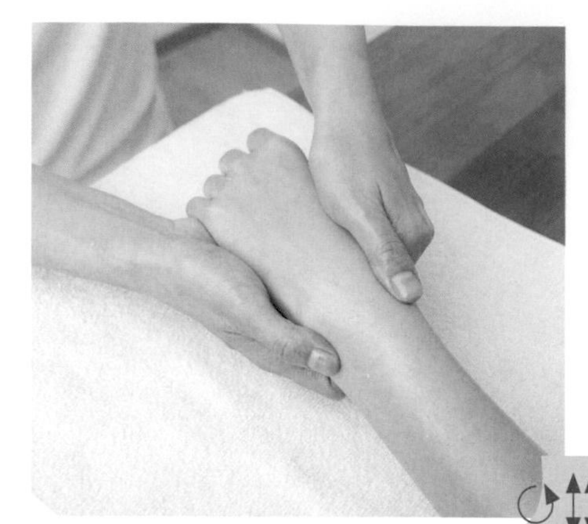

2 手部兩側的手踝處，也以大拇指的指腹依畫圓方式搓擦按摩。

STEP 11 搓擦掌骨之間。

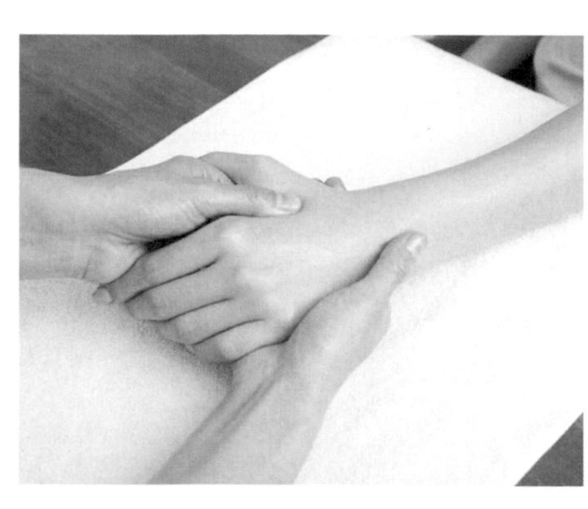

1 以大拇指的指腹搓擦掌骨（參照P.11）之間。

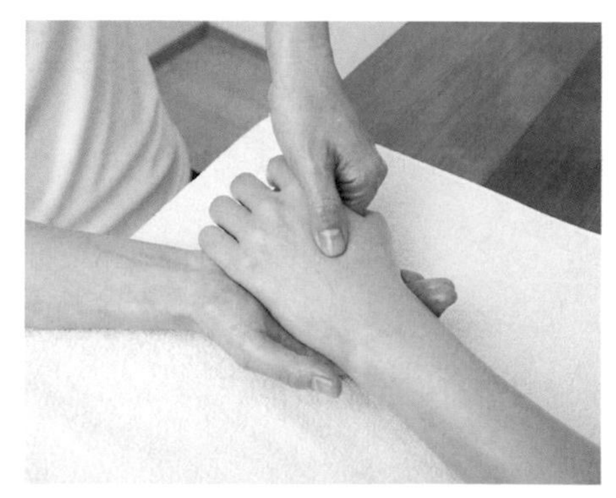

2 各掌骨之間，大致分別來回進行3次。

STEP 12

按摩每一根手指。

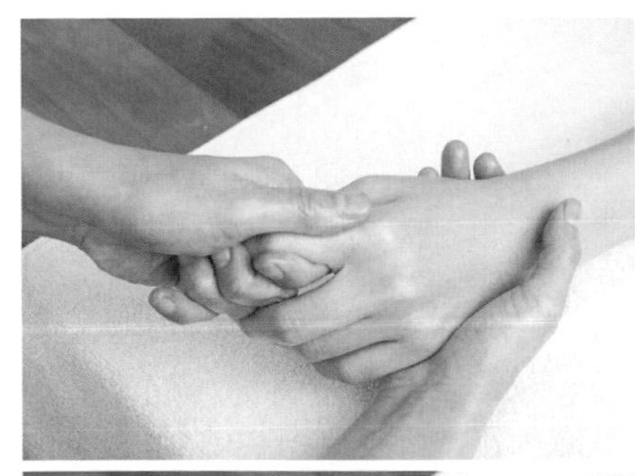

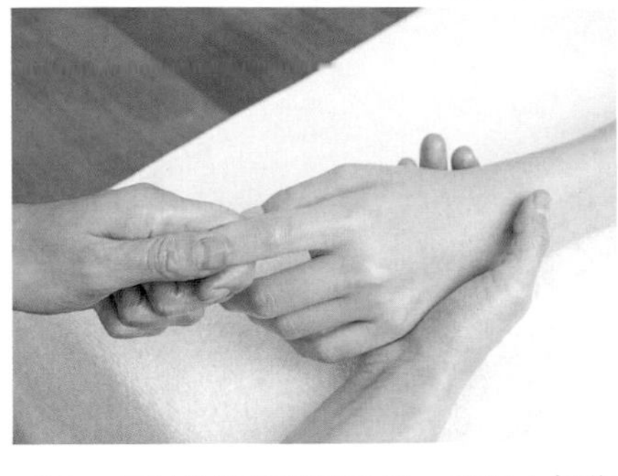

1 如握住般的抓著手指，並以大拇指的指腹，一邊以畫圓的方式進行，一邊搓擦指根至指尖處（圖 ❶）。

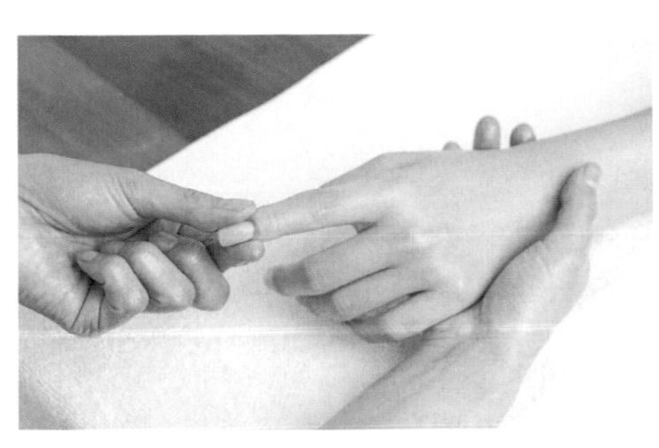

2 從旁夾住同一根手指，進行按壓。從指尖開始至指根處（反方向亦可），逐一按壓4至5處（圖 ❷）。

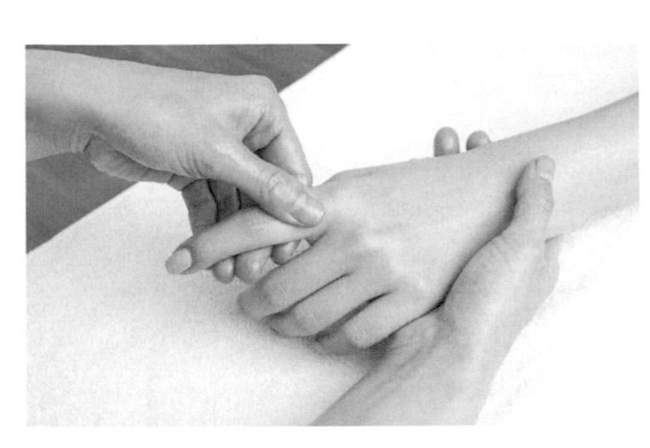

3 上下夾住同一根手指，進行按壓。從指尖開始到指根處（反方向亦可），逐一按壓4至5處。（圖 ❸）。

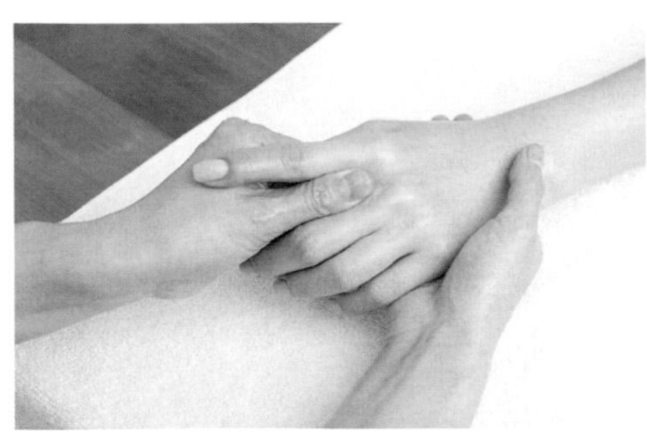

4 輕捏並拔伸已按摩過的手指與相鄰手指之間。由於合谷穴（參照P.41）位於大拇指與食指掌骨間，兩骨相合處，故應以令人愉悅的力道按壓5秒左右。由大拇指到小指，所有的手指皆反覆步驟1至4的動作（圖 ❹）。

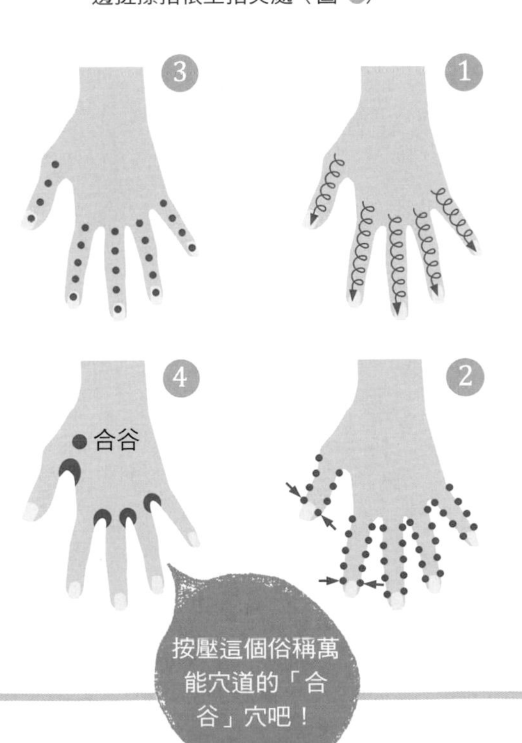

按壓這個俗稱萬能穴道的「合谷」穴吧！

STEP 13 掌心朝上，完全打開。

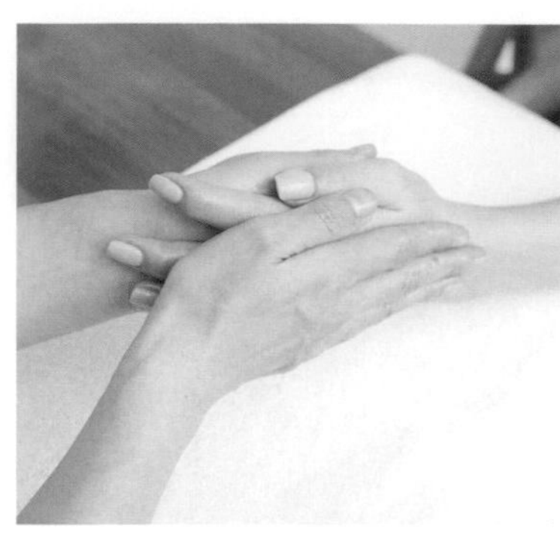

1 以兩手溫柔地包覆著對方的手，並使其掌心朝上。

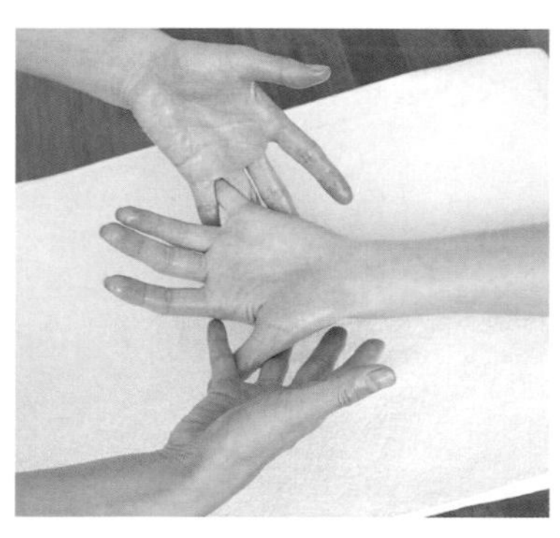

2 為了使對方的手掌容易打開，可以雙手的小指架住其拇指與小指。

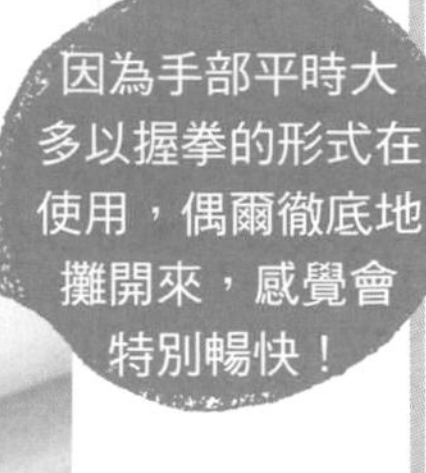

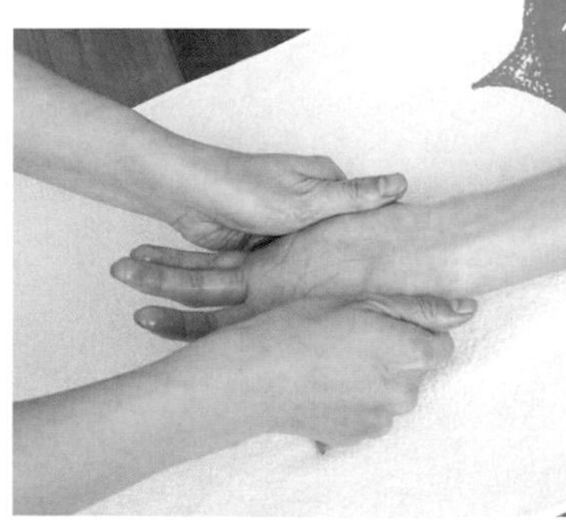

3 以兩手的整個拇指部分，從中央往左右兩側，一邊搓擦按摩，一邊將其手掌完全揉開。

STEP 14 按摩掌面。

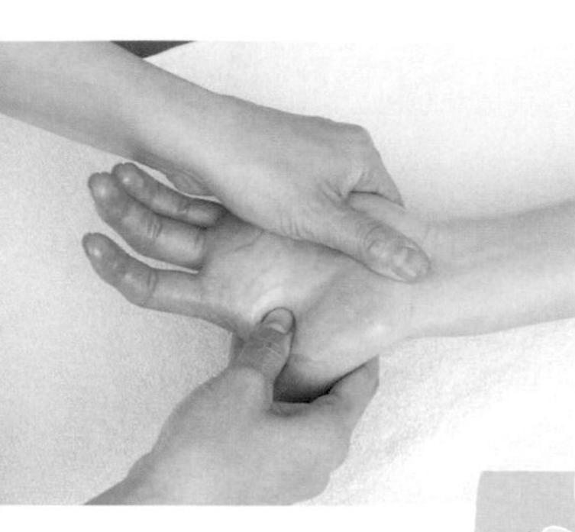

1 如同在拇指球肌與小指球肌的分界上畫「人」字般進行搓擦。

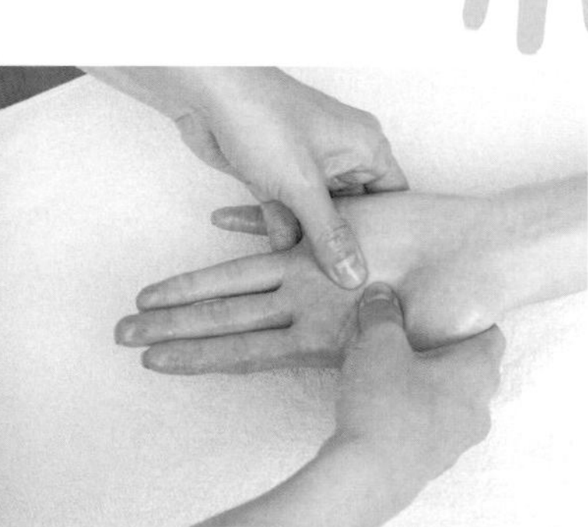

2 以令人舒暢的力道按壓整個手掌，刺激分布於手掌上的眾多穴位。

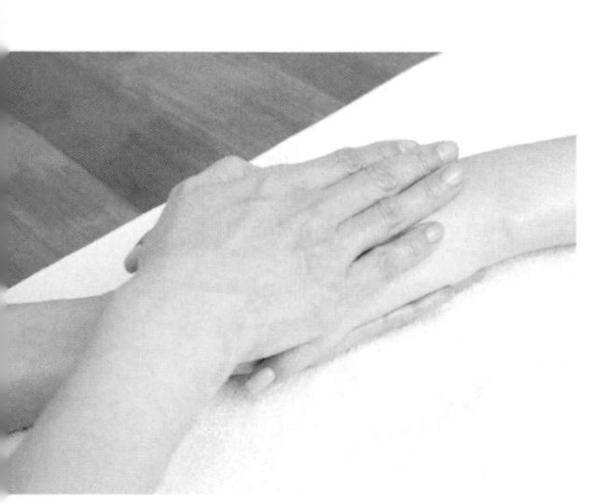

3 結束按摩後，再把手放回手背上。

STEP 15 溫和搓擦手掌至手肘處。

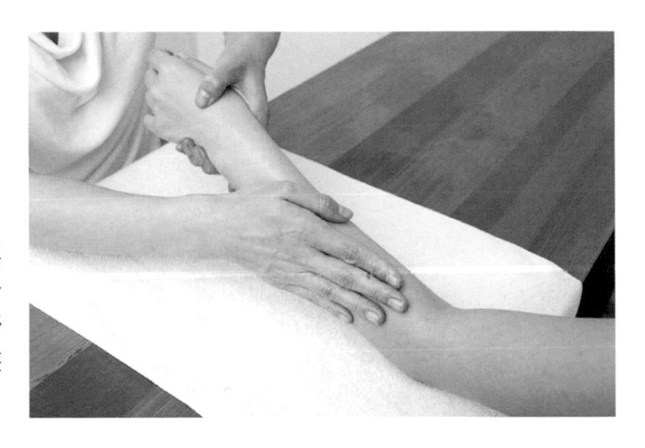

同STEP7一樣，一邊溫柔地搓擦手掌至手肘處，一邊回到手部。只要感覺舒服順暢，要重覆搓擦按摩幾次都無妨。

STEP 16 以兩手包覆，並由指尖進行拔伸。

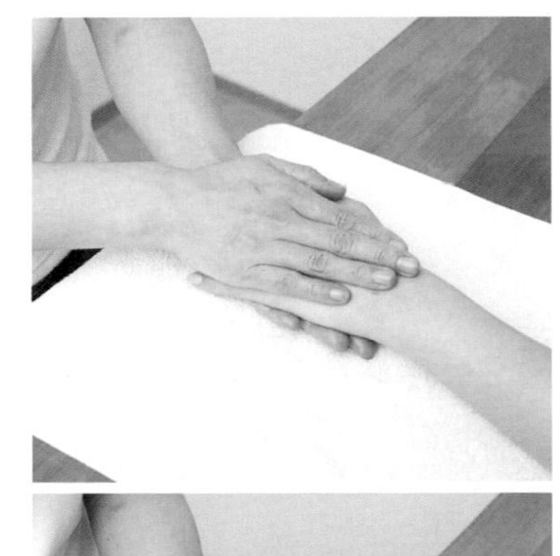

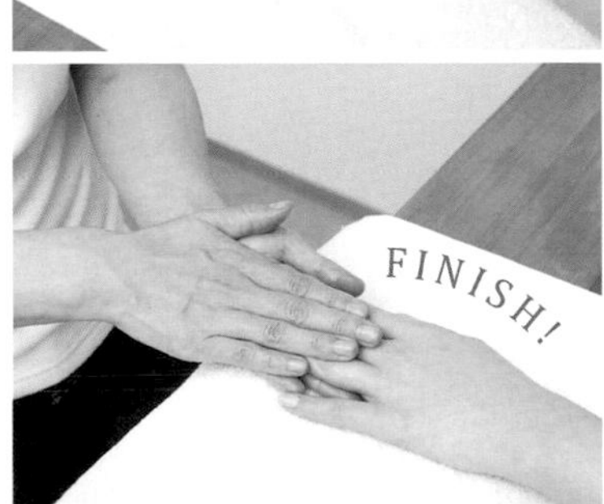

最後，再一次輕柔地包覆對方的手，直接順勢滑向指尖，進行拔指動作。待左手施作完後，右手同樣進行STEP1至16的動作（不管從左右哪一手開始都可以）。

最後，再一次傾注真心，包覆住對方的手吧！

療程按摩法Tips

1. 以毛巾裹住手臂，輕輕抓握。
2. 以兩手包覆對方的手，感受對方的體溫。
3. 輕輕刺激指尖與指關節。
4. 轉動手腕關節。
5. 取適量按摩油，以雙手勻開。
6. 將按摩油從手掌至手肘處塗勻
7. 溫和搓擦手掌至手肘處。
8. 按揉鬆弛手腕至手肘的肌肉。
9. 輕柔地搓擦按摩手肘。
10. 搓擦按摩手背側的手腕中央與手踝處。
11. 搓擦掌骨之間。
12. 按摩每一根手指。
13. 掌心朝上，完全打開。
14. 按摩掌面。
15. 溫和搓擦手掌至手肘處。
16. 以兩手包覆，並由指尖進行拔伸。

【診斷結果】

C題的合計分數最高的人

體質的特徵▶圓圓的臉蛋，給人親切印象的類型。整體而言，體型大多屬較肉感的類型，眼睛也是又大又圓。水水嫩嫩的柔軟膚質，用手觸摸時，給人一種肉肉又柔嫩的觸感。

個性的特徵▶性格溫和，喜愛依自己的節奏悠然自得。最害怕的應該是凡事都被催著趕吧！說話方式雖然慢條斯理，卻有喜歡與人聊天的特徵。平時裝扮傾向可愛風格。

推薦的精油與香草植物

迷迭香（香草植物）

杜松漿果（精油）

飲用花茶：建議以蒲公英與茴香、問荊與檸檬草搭配較佳。

B題的合計分數最高的人

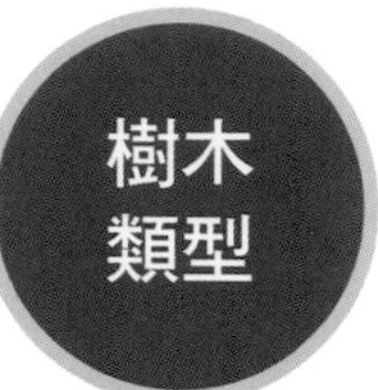

體質的特徵▶屬中等身材，骨格健壯的類型。臉型則下頜兩側較寬嘴巴較大者居多，眼神透露著強大的力量，膚色為健康的顏色。雙手較為骨感，多有指根到指尖一樣粗的傾向。

個性的特徵▶完美主義的性格。動作敏捷，做事衝勁十足，說話方式也很有氣勢，再加上個人主義、主張色彩鮮明，因此大多數都能掌控主導權。服裝能依時間場合適時改變，較喜愛傳統的樣式。

推薦的精油與香草植物

薰衣草（香草植物）

天竺葵（精油）

飲用花茶：建議以胡椒薄荷與接骨木花、蕁麻葉與木槿搭配較佳。

A題的合計分數最高的人

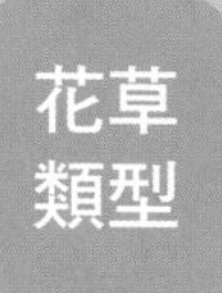

體質的特徵▶橢圓中稍微帶有圓圓的臉型，體型大多屬修長型。膚色白皙，膚質傾向中性或偏乾性。目光炯炯有神。手部也細長，指尖屬纖細的類型。

個性的特徵▶特徵感性而敏銳，總是一身走在流行尖端的打扮。步伐輕盈，動作輕快俐落。話題豐富，不論和誰都能立馬成為好朋友，但真正稱得上真心的朋友卻沒幾個。

推薦的精油與香草植物

金盞花（香草植物）

乳香（精油）

飲用花茶：建議以馬鞭草與橙花柑橘、薔薇果與接骨木花搭配為佳。

精油&香草植物

本單元將介紹一些經常使用的代表性精油與香草植物及其功效。基本上，可依個人的喜好選用，但如果能搭配目的來選擇，應該更能發揮其絕佳的效果。

檀香

學名／Santalum album
科名／白檀科

［香味特徵］
甜味
異國風的香味

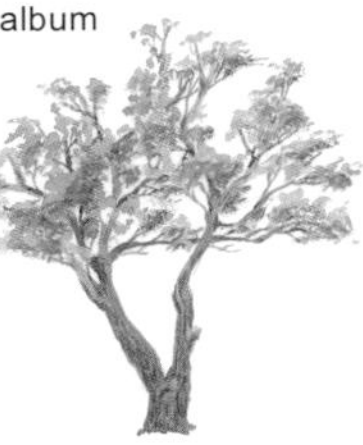

對心理▶精神上的鎮靜效果卓越，並能治療壓力或精神上遭受打擊的狀態，使身體恢復冷靜。

對身體▶舒緩喉嚨痛且鎮咳祛痰，緩和膀胱炎或胃灼熱、下痢症狀。

對肌膚▶具柔軟肌膚的效果，常被使用在防止肌膚老化、肌膚乾燥的保養之用。可緩和發炎症狀。

注意▶衣物一旦沾上香味，便很難去除。

金盞花

學名／Calendura officinalis
科名／菊科

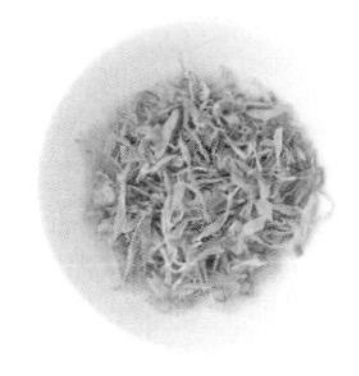

對身體▶針對胃潰瘍或胃炎、黃膽等發炎症狀或是口腔潰瘍等，具有修復、保護受損皮膚或黏膜等功效。

對肌膚▶能修復皮膚或黏膜、微血管，並具有抗菌能力，因此能治療切傷或燙傷、皮膚粗糙等。

肉桂

學名／Cinnamomum zeylanicum
科名／樟科

［香味特徵］
濃郁的辛香味

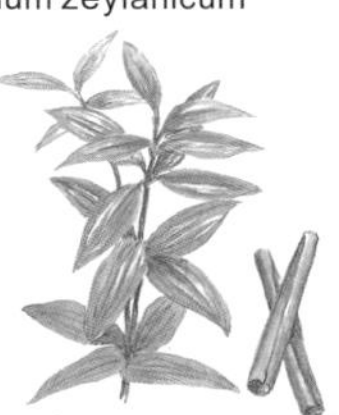

對心理▶使疲憊的心靈重獲新生，喚醒正向且積極的肯定感。

對身體▶對強壯身體作用效果優異，並具有激勵循環系統、呼吸系統、消化系統抵抗能力的作用，可用來緩解因感冒引起的咳嗽或發燒。

對肌膚▶由於刺激性強，使用於皮膚時要特別注意。

丁香

學名／Eugenia caryophyllus
科名／桃金孃科

［香味特徵］
辛辣的東方調香味

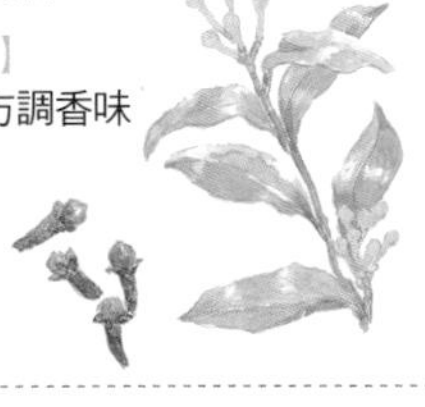

對心理▶能消除不安，振奮沮喪的情緒，使人恢復熱情，重振委靡的精神。

對身體▶除了具有鎮痛作用，能健胃整腸緩和下痢。丁香的香氣被稱為是「牙醫生的香味」，並被用來作為牙痛時的應急良方。

對肌膚▶由於精油的刺激性強，故請稀釋於植物油內局部使用。因具有抗真菌的效果，所以可用來治療足癬等受真菌感染的病症。

注意點▶可能對皮膚有刺激性。

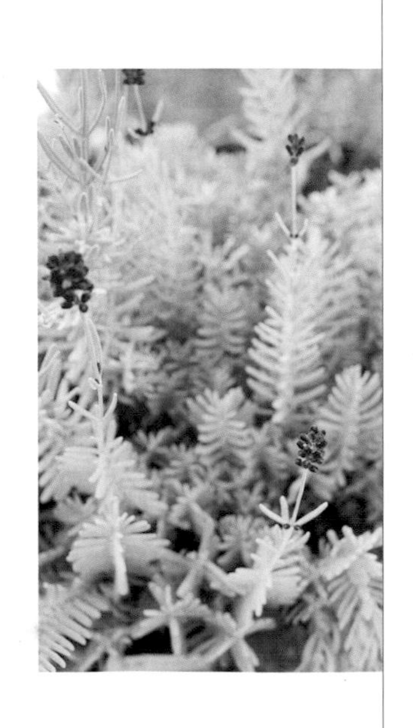

薄荷

學名／Mentha arvensis
科名／唇型花科

［香味特徵］
具清涼感的
薄荷芳香

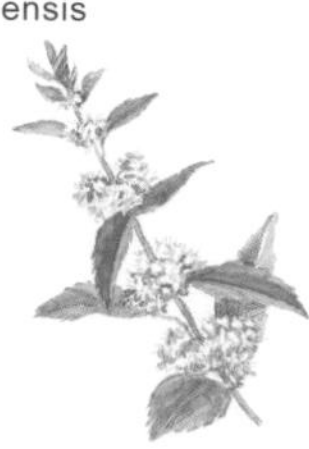

對心理 ▶ 能鎮靜神經，緩解不安情緒。具刺激性的香氣雖可祛除睡意，但之後便能鎮定安神。

對身體 ▶ 具陣痛效果，並緩解頭痛及經痛等，使末梢血管擴張，促進血液循環。

對肌膚 ▶ 具極高的抗菌、抗炎症效果，能改善面皰或油性肌膚。

注意點 ▶ 由於純精油濃度高刺激性稍強，建議使用低濃度劑量。

薑

學名／Zingiber officinalis
科名／薑科

［香味特徵］
微甜的辛香味

對心理 ▶ 身體疲倦打不起精神時，能給予活力，使其脫離無力狀態，恢復幹勁。

對身體 ▶ 促進消化液的分泌，調節消化系統，祛寒暖身，緩解手腳冰冷等症狀。

對肌膚 ▶ 消除天冷時凍傷等肌膚問題。由於純精油濃度高刺激性稍強，使用時要特別注意。

注意點 ▶ 未降低濃度有可能會刺激皮膚。

杜松漿果

學名／Juniperus communis
科名／柏科

［香味特徵］
乾淨、清新、
略帶木頭香。

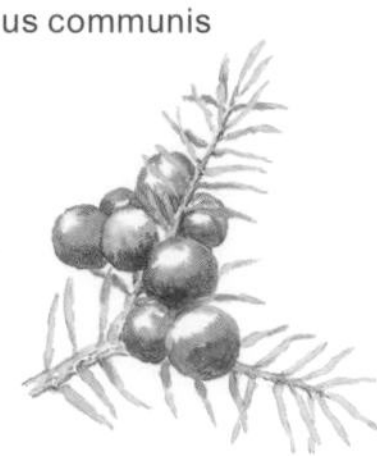

對心理 ▶ 使疲憊的心靈重獲新生，保持正向且積極的旺盛精神狀態。

對身體 ▶ 具利尿作用，且有助於消除水腫或排毒，並具有調整自律神經系統的作用。

對肌膚 ▶ 具收斂作用與除臭效果，並可治療面皰或油性肌膚，亦可預防橘皮組織。

乳香

學名／Boswellia carterii
科名／橄欖科

［香味特徵］
淡淡木質香
帶有些許的
水果香調

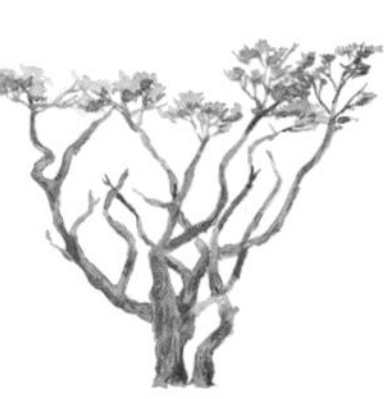

對心理 ▶ 能平穩累積壓力的心靈，也經常被使用在冥想時，對抗憂慮症亦有療效。

對身體 ▶ 對氣喘或支氣管炎、咳嗽、感冒等呼吸系統病症很有效果，亦具強化免疫力的作用。

對肌膚 ▶ 促進皮膚細胞的再生，給予活力，可抗皮膚老化或預防皺紋。

天竺葵

學名／Pelargonium odoratissimum
科名／牻牛兒科

［香味特徵］
帶花香的
甜美香味

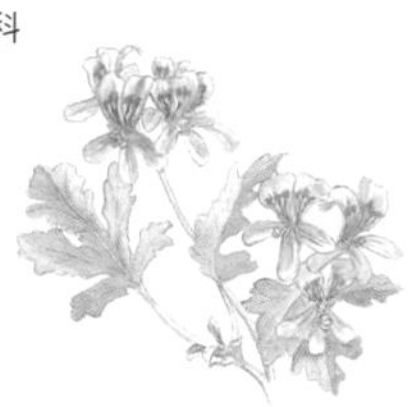

對心理 ▶ 能調節身心的平衡。當情緒低落時，能提振心情。

對身體 ▶ 能調節荷爾蒙或自律神經的平衡。安撫經前焦躁不安的情緒。鎮靜、止痛、抗憂慮作用亦廣為人知。

對肌膚 ▶ 由於具有調節皮膚平衡的作用，因此對肌膚保養深具療效。

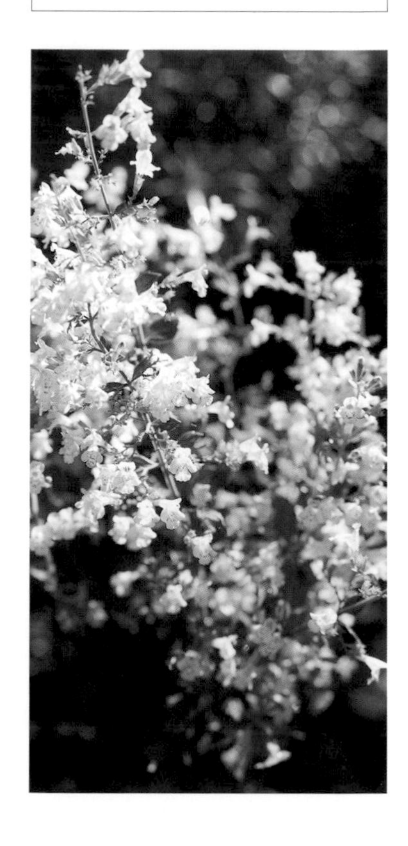

迷迭香

學名／Rosmarinus officinalis
科名／唇型花科

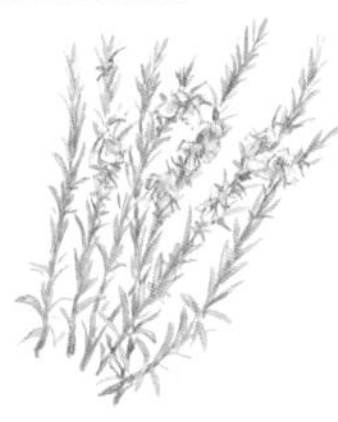

【香味特徵】
迅速滲透的強烈香氣

對心理 ▶ 使頭腦清晰的香味，不僅能提高集中力，還能增進記憶力。亦有提神醒腦的功效。

對身體 ▶ 有助於肌肉僵硬的改善，緩和肩膀痠痛、肌肉疼痛、關節炎的症狀，亦能治療月經不順或消化不良。

對肌膚 ▶ 由於純精油濃度太高刺激性稍強，使用時請特別注意。也被使用在預防肌膚老化或面皰等。可幫助頭皮健康，並作為護髮之用。

薰衣草

學名／Lavandula angustifolia
科名／唇型花科

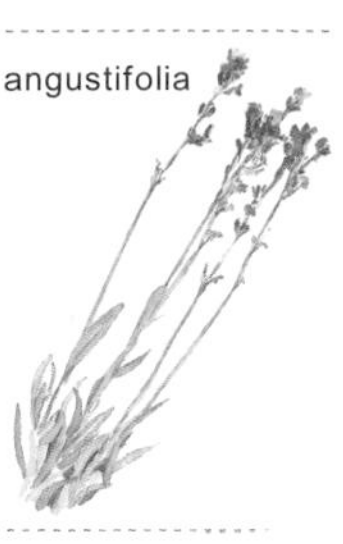

【香味特徵】
清爽甘甜的香味

對心理 ▶ 消除因壓力造成的緊張感，舒緩易怒情緒，消除疲勞恢復體力。對失眠亦具效果。

對身體 ▶ 因其鎮靜、止痛、抗菌的作用，也能發揮緩和胃痛、肌肉疼痛或經痛等疼痛的效果。

對肌膚 ▶ 治療燙傷或皮膚炎。因具有調和皮膚油脂平衡的作用，廣泛適應於肌膚保養。

胡椒薄荷

學名／Mentha piperita
科名／唇型花科

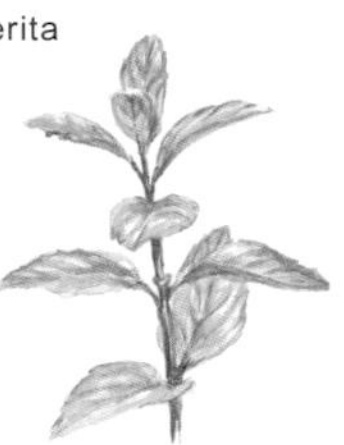

【香味特徵】
清爽的薄荷醇香

對心理 ▶ 具激勵性的香味能抑制情緒，緩解怒氣，減輕精神上的疲勞。

對身體 ▶ 對消化不良、胃痛、下痢、便祕等消化系統的不適具緩解效果，亦能緩和頭痛或肌肉的疼痛，具有熱時清涼、冷時暖身的冷熱效果。

對肌膚 ▶ 具有淨化作用，並有止癢、緩和發炎症狀的療效，適合面皰肌膚或油性皮膚使用。

注意點 ▶ 由於刺激性強，建議使用低濃度劑量。

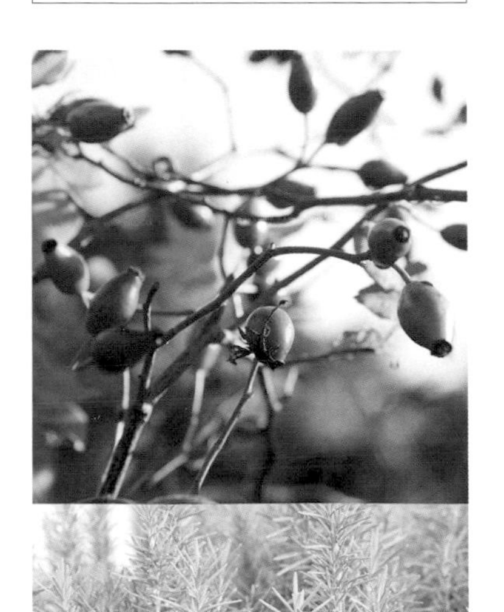

玫瑰

學名／Rosa gallica
科名／薔薇科

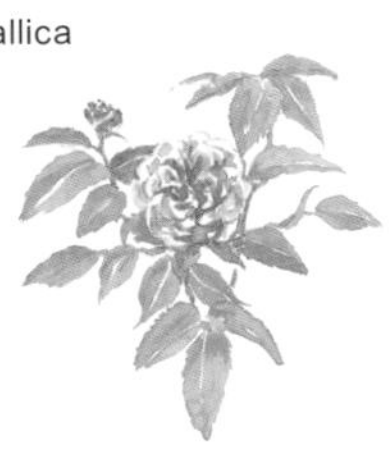

【香味特徵】
高雅甜美的香氣

對心理 ▶ 緩和恐懼或不安的心情。心情低落時，能使情緒恢復。

對身體 ▶ 具有改善女性生殖系統功能的作用，並改善經痛或經前症候群、不正常出血等症狀，自古以來就被用以緩和如更年期不適等各種症狀。

對肌膚 ▶ 具有防止肌膚老化的功能，以及預防皺紋或肌膚鬆弛的作用。

香檸檬

學名／Citrus bergamia
科名／芸香科

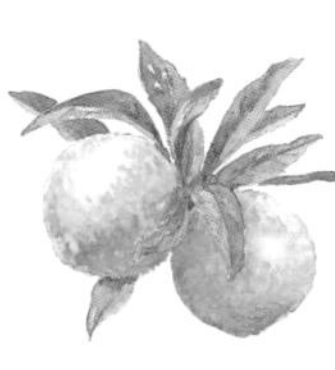

【香味特徵】
柑橘系的清爽芳香

對心理 ▶ 鎮定因壓力或不安情緒造成精神上的高亢情緒，找回開朗積極的心態。

對身體 ▶ 由於可強化消化系統作用，故能促進消化或改善便祕症狀。具有抗菌、抗病毒的作用，對膀胱炎等泌尿系統病症亦有幫助。

對肌膚 ▶ 具抗菌力，還能調整皮脂平衡，所以可用來治療面皰。

注意點 ▶ 由於純精油濃度太高刺激性稍強，建議使用低濃度劑量。使用後請避免陽光直射。

學習活用植物的神奇綠色能量

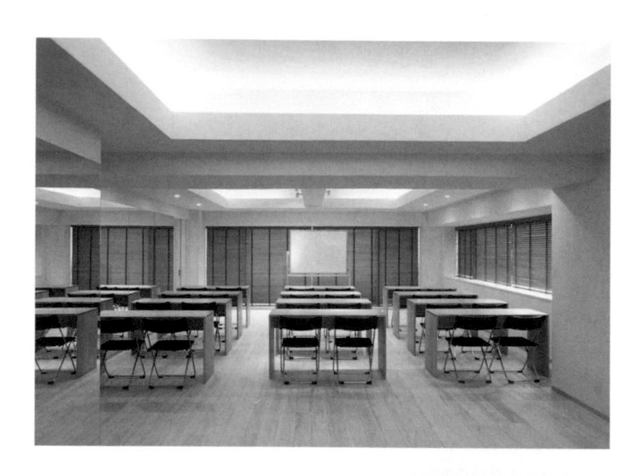

擁有由植物療法第一把交椅池田老師所教授的課程，能透過平常的實習，綜合學習到植物療法的學院。授課內容有Phytotherapy Advisor認證課程、Phytotherapy認證課程等，待課程結束之後，即可獲得一般社團法人日本Phytotherapy協會的認證。除了接受報名課程的學生之外，學院裡也充滿多元化的開放課程，還有專門針對初學者的入門講座與體驗營。

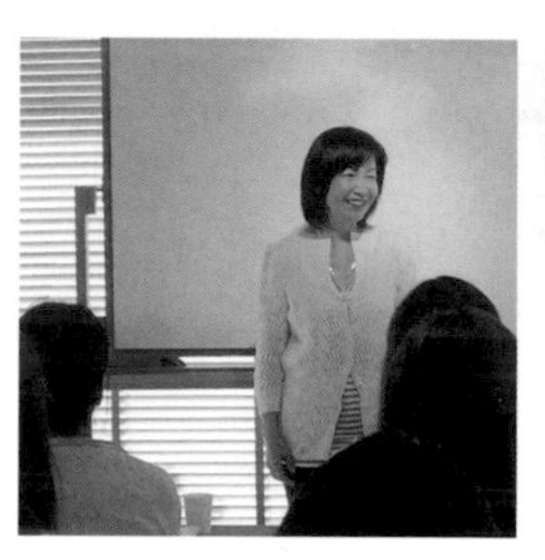

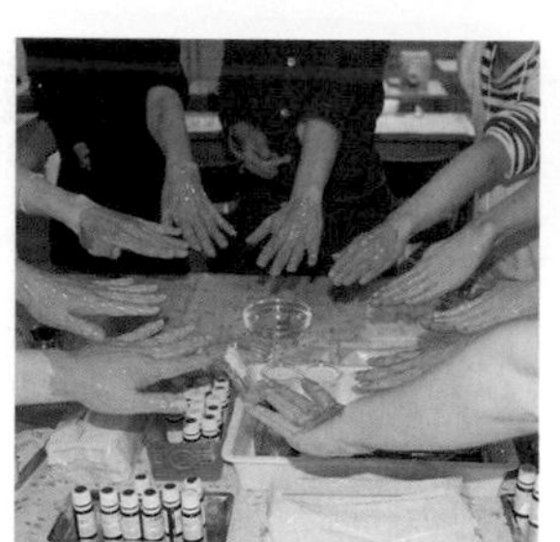

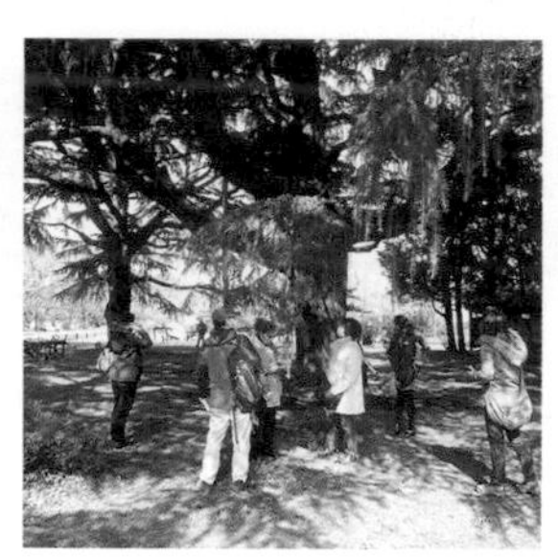

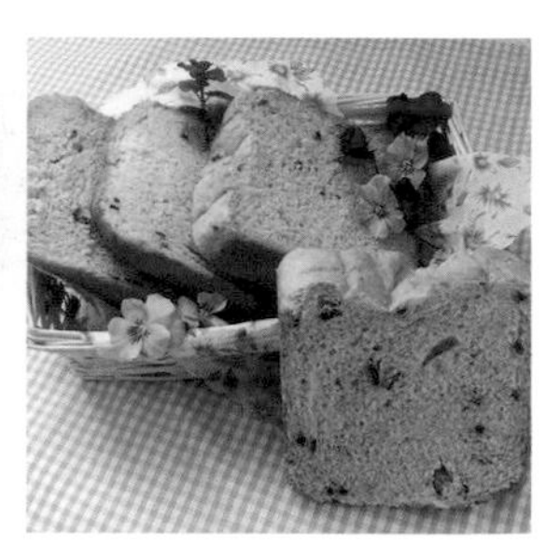

手部保健治療師認證講座

這是一邊以講義與實技指導本書所介紹的手部保健知識，一邊學習的課程。最短只需一天就能取得手部保健治療師的認證資格，從當天開始即可實踐手部保健。

Hand care therapist
認定証
殿
あなたを一般社団法人日本フィトセラピー協会の
ハンドケアセラピストとして認定します。
2012 年 10 月 16 日

Sophia

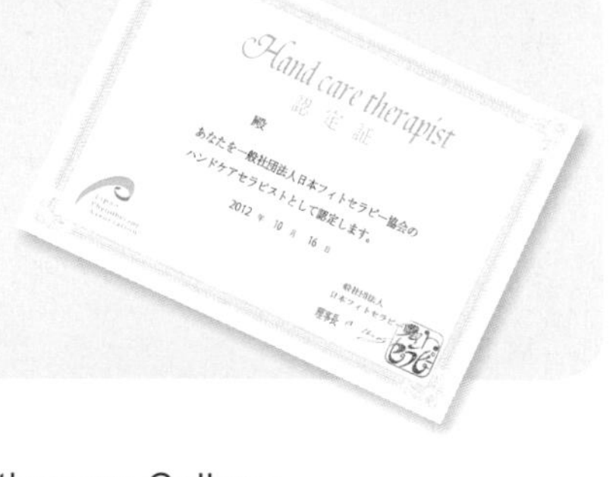

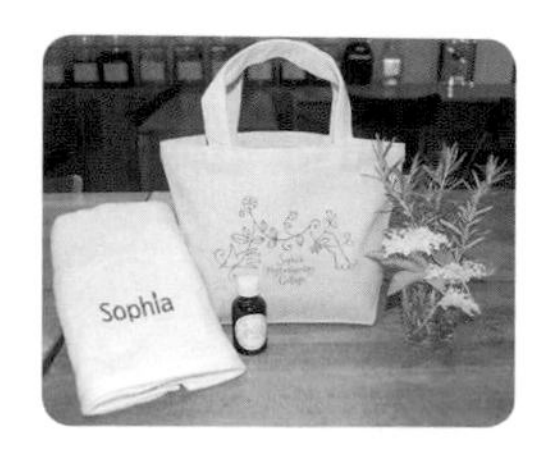

Sophia Phytotherapy College
東京都世田谷區奥沢 5-41-12 Sophia大樓
www.Sophia-College.jp

關於入學・授課的相關諮詢
Tel:03-3722-0004
Fax:03-3722-2009
e-mail:info@sophia-college.jp

HOW TO USE

DVD使用方法

【使用前請先閱覽】
此DVD-Video僅限私人觀賞目的販售。版權所有，未經同意，本DVD之任何部分依法均不得複製、改變、播放（有線、無線）、網路等公眾傳送、放映、租借（不論是付費出租或免費出租）。

【注意】
■此DVD-Video係依DVD格式所制作，務必使用對應DVD-Video的播放器播放。一部分搭載DVD光碟機或家庭遊戲機的機種，可能出現無法播放的情況。無法確保能在所有DVD機器進行播放。

■DVD-Video為一種以高密度記錄影像與聲音的光碟。與播放有關的詳細操作，請參照所使用的播放器說明書。

■使用時光碟正反雙面請勿沾有指紋、髒污或刮痕等。光碟片出現髒污時，可使用眼鏡布等軟質的布，由內圈往外圈以放射性方式輕輕擦拭，請勿使用錄音帶專用的清潔劑或溶劑。

■特別是在收取光碟片時，請小心勿讓封口膠帶附著在光碟讀取面上。

■出現裂痕、變形或以接著劑等進行修補的光碟可能會產生危險，亦會造成播放器損壞，請勿使用。

【保存時的注意事項】
■請勿存放於太陽光直射或高溫高濕的場所。使用完畢後，務必將光碟片從播放器取出，置入CD盒內保管。

【觀看時的注意事項】
■觀賞此DVD-Video時，請於明亮的房間，務必與電視畫面保持適當之距離。避免長時間連續觀看，並請適度休息。

【給圖書館員】
■此DVD不可與本書一起出借。

【關於DVD操作諮詢】
DVD支援中心
免費服務電話 02 89524078
（除星期六、日、國定假日以外
10：00～17：00）

選單畫面

手部按摩
HAND MASSAGE
■ ALL PLAY
■ 手部保健的基礎技法
■ 為自己而作的手部按摩
■ 感覺身心不適時的自我呵護暖手法
■ 為重要的他施行的手部按摩

在螢幕播放過有關DVD注意事項後，便會出現選單畫面。可在此選擇想要觀看的片段。

手部保健的基礎技法

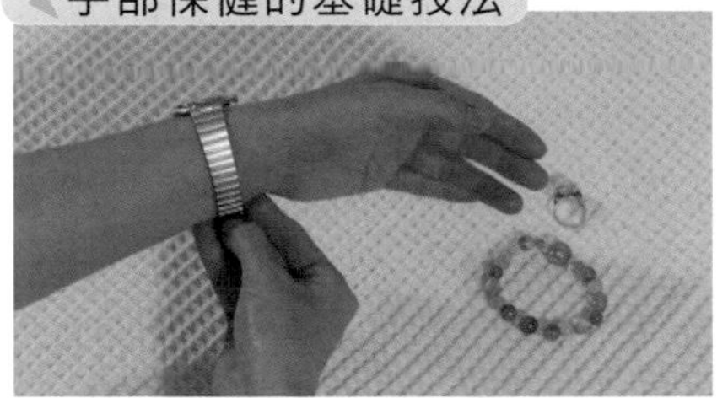

這裡收錄了手部保健按摩前的注意事項、基本手部保健方法。

為自己而作的手部按摩

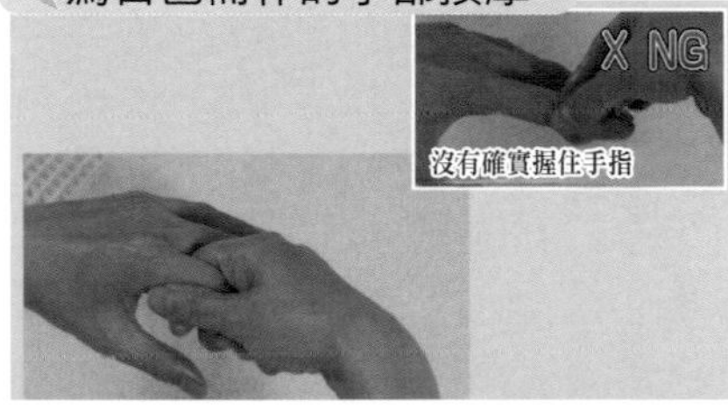

收錄5分鐘快速療程與15分鐘完整保健療程。

感覺身心不適時的自我呵護暖手法

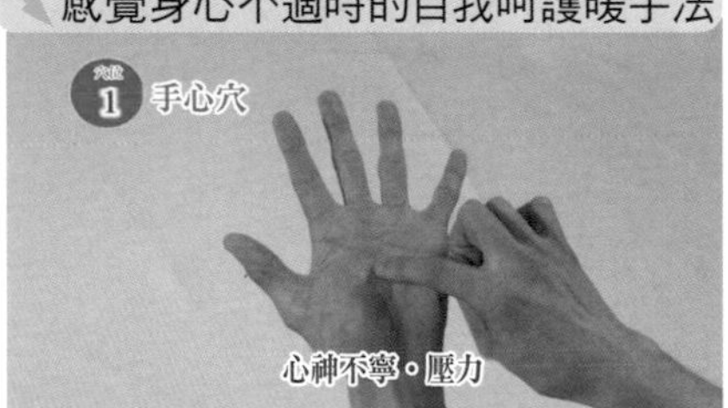

收錄利用穴位做健康管理。

為重要的他施行的手部按摩

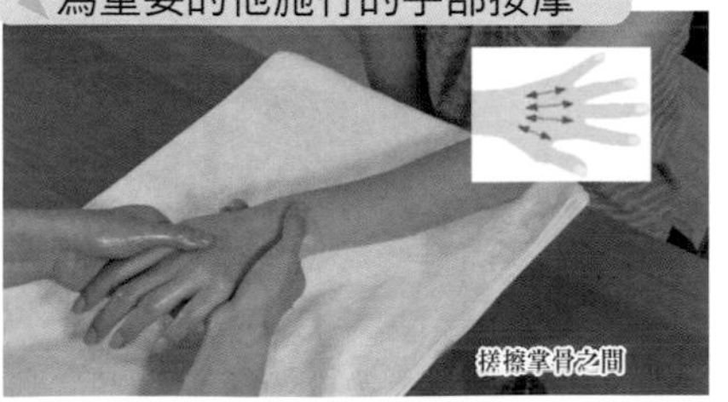

收錄在手部保健治療師認定講座中所教授的手部保健方法。

46min	COLOR	單面1層	MPEG2	日本語	DOLBY DIGITAL 為杜比研究所的登錄商標	16:9 LB PS	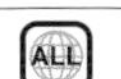	DVD VIDEO	禁止出租	嚴禁複製

[EPILOGUE]

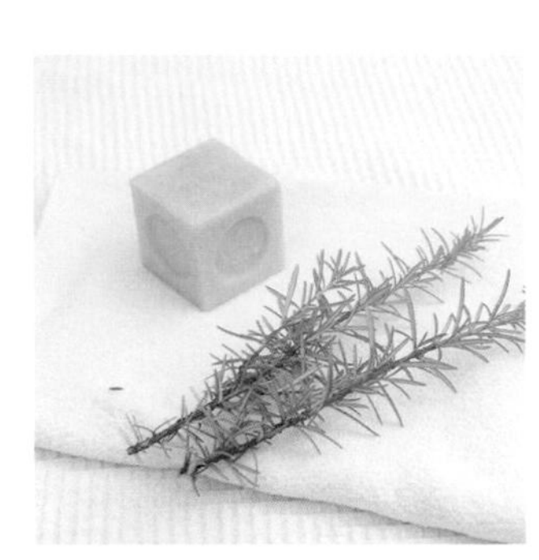
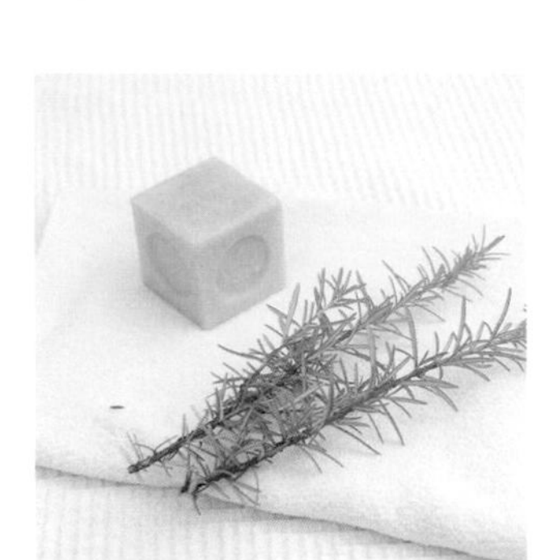

是否有任何人都能輕鬆學會，
可以立刻派上用場的療癒技能呢……
抱著這樣的信念開設了手部保健講座，承蒙大家的支持，報名上課的學生們亦絡繹不絕。本書除了收錄講座中的內容，還特別整理出能解決身體不適的保健方式。

自從東日本大震災之後，
人們的意識便逐漸產生了改變。
平淡無奇的生活更令人感到珍貴——
更珍惜眼前出現的人——
想要為了某人盡一份心力——

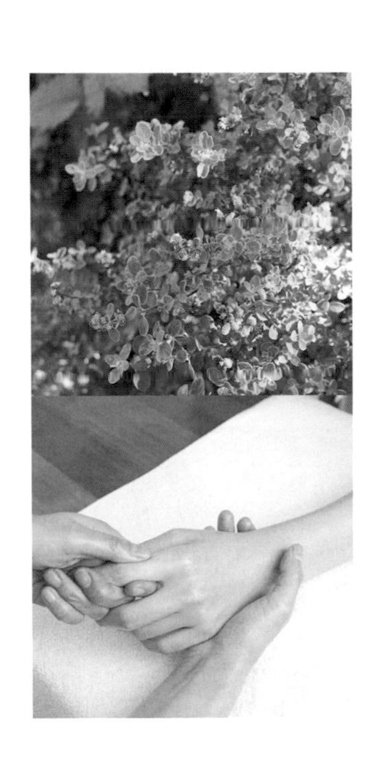

我意識到手部保健，
正是反應了人們內心的共鳴。

手，真的是很不可思議。
進行手部保健時，手能直接感受到對方辛苦的一面。與對方再怎麼交談，都不如透過手，更能傳遞出更多更真實的感受。
由衷祈望手部保健能成為幫助你獲得健康身心的助力，並成為人與人之間溝通的支柱。

池田明子

國家圖書館出版品預行編目資料

暖手・暖心の香氛療癒按摩【隨書附贈DVD】
加速新陳代謝・改善循環系統・調節自律神經・深入安撫心靈！ /池田明子著. 彭小玲譯-- 初版.
-- 新北市：美日文本文化館, 2016.05　面；　公分. -- (身心書；04)
ISBN　978-986-9246-47-7 (平裝)

1.按摩 2.芳香療法

418.9312　　　　105005171

身心書　04

暖手・暖心の香氛療癒按摩【隨書附贈 DVD】

加速新陳代謝・改善循環系統・調節自律神經・深入安撫心靈！

作　　者／池田明子
譯　　者／彭小玲
發 行 人／詹慶和
總 編 輯／蔡麗玲
執行編輯／白宜平
校　　潤／黃建勳
編　　輯／蔡毓玲・劉蕙寧・黃璟安・陳姿伶・李佳穎
執行美術／翟秀美
美術編輯／陳麗娜・周盈汝・韓欣恬
出 版 者／美日文本文化館
發 行 者／悅智文化事業有限公司
郵政劃撥帳號／19452608
戶　　名／悅智文化事業有限公司
地　　址／新北市板橋區板新路206號3樓
電子信箱／elegant.books@msa.hinet.net
電　　話／(02)8952-4078
傳　　真／(02)8952-4084

2016年05月初版一刷　定價350元

DVD TSUKI KOKORO TO KARADA WO IYASU TENOHIRA MASSAGE
©AKIKO IKEDA 2013
Originally published in Japan by Shufunotomo Co., Ltd.
Traditional rights arranged with Shufunotomo Co., Ltd.
through Keio Cultural Enterpris Co., Ltd.

經銷／高見文化行銷股份有限公司
地址／新北市樹林區佳園路二段70-1號
電話／0800-055-365　　傳真／(02)2668-6220

版權所有・翻印必究
（未經同意，不得將本書之全部或部分內容使用刊載）
本書如有缺頁，請寄回本公司更換

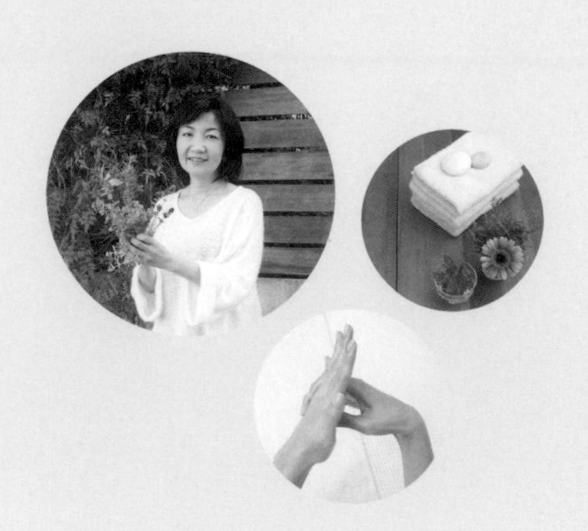

＊Staff

裝訂・本文設計／金沢ARISA（Plan-B Design）
封面攝影／平瀨夏彥
攝影／三富和幸（DNP Media Art）
模特兒／JINI（FOLIO）
化粧／草場妙子
構成・文／志村美史子
插圖／永田勝也
DVD制作／ALPHA STATION
解說配音／廣瀨未來
校正／北原千鶴子
主編／金澤美由妃（主婦の友社）

＊協力

佐佐木景子

Sophia Phytotherapy College主任講師，AEAJ認證芳療師，株式會社fournine董事長。在許多芳香療法學校、身心療法專門學校等擔任芳香療法、區域反射治療等指導工作。以曾任職婦產科醫院10年的經驗為本，活躍於諸如完全醫療介護的提案、SPA沙龍等設立協力、諮詢顧問為主的活動。

野口花琉實

Phytotherapy Salon Sophia店長，產業能率大學・埼玉女子短大兼任講師，Sophia Phytotherapy College講師。擁有芳香療法沙龍、醫院治療師的經驗，以身為美容領域按摩技術的專業人員身分，進行化粧品公司的商品開發與技術提供。
http：//www.genkidekirei.com/

＊攝影協力

GREENFLASK株式會社
http：//www.greenflask.com/

Hand Massage

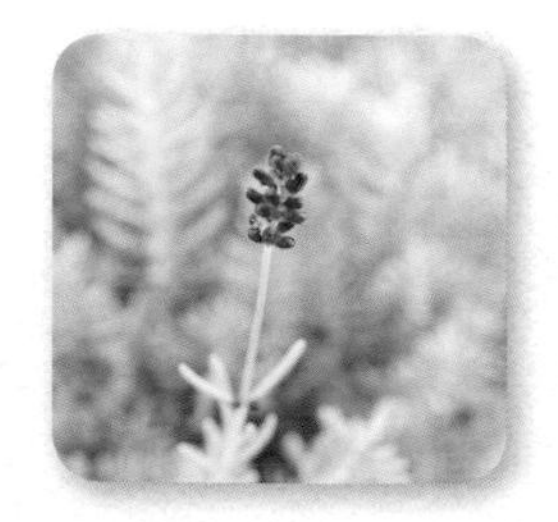

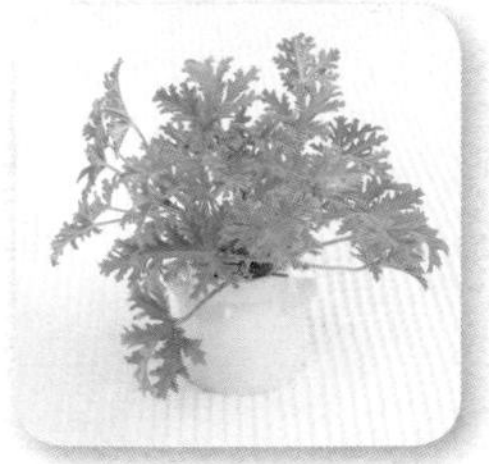

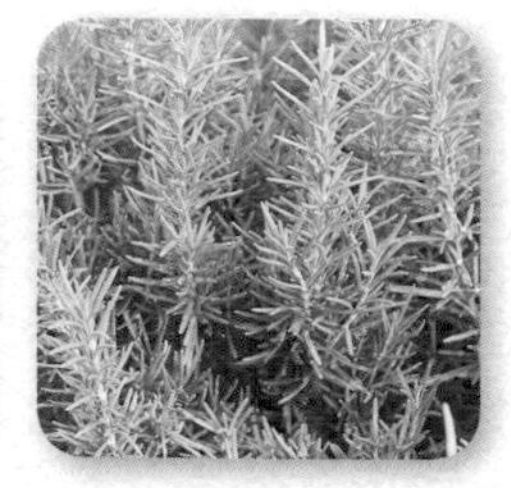

Hand Massage

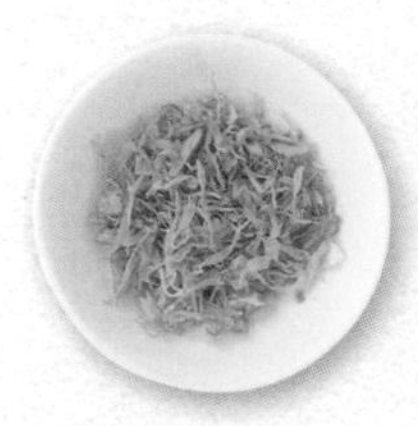

加速新陳代謝・改善循環系統・調節自律神經・深入安撫心靈！

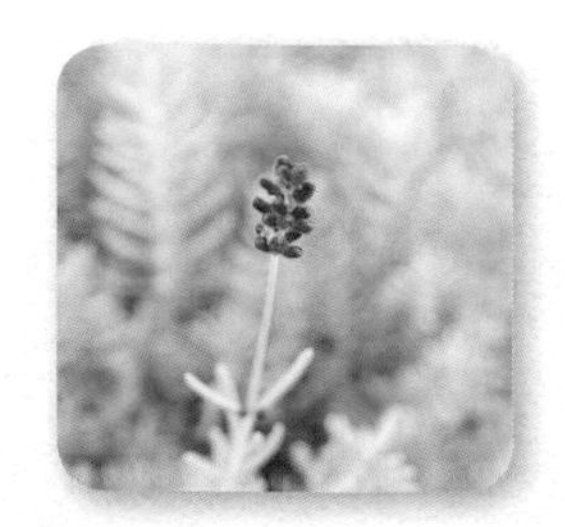

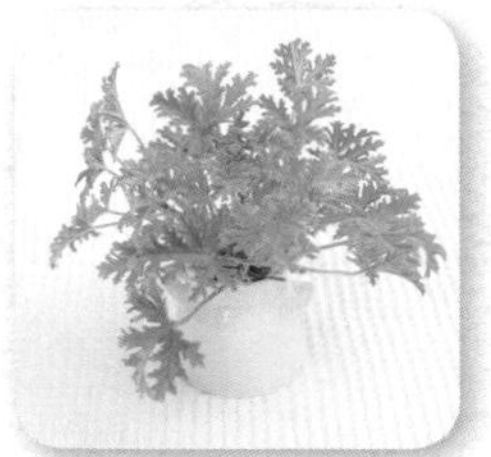

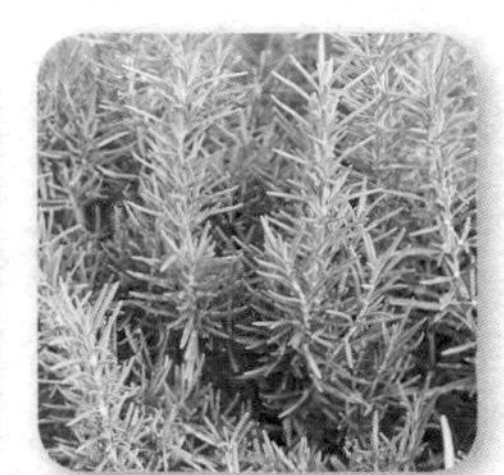

Hand Massage

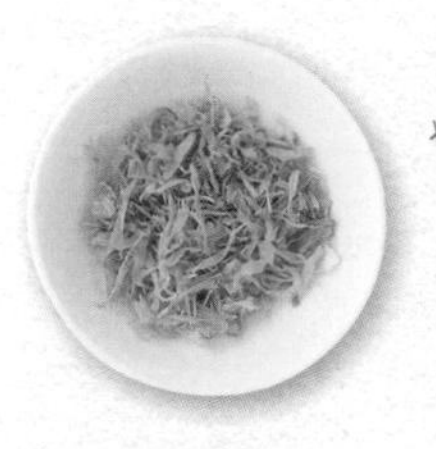

加速新陳代謝・改善循環系統・調節自律神經・深入安撫心靈！